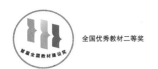

全国优秀教材二等奖

"十四五"职业教育国家规划教材

"新标准"学前教育专业系列教材

幼儿卫生与保健

（第二版）

U0397495

主　编　张　徽

副主编　李青青

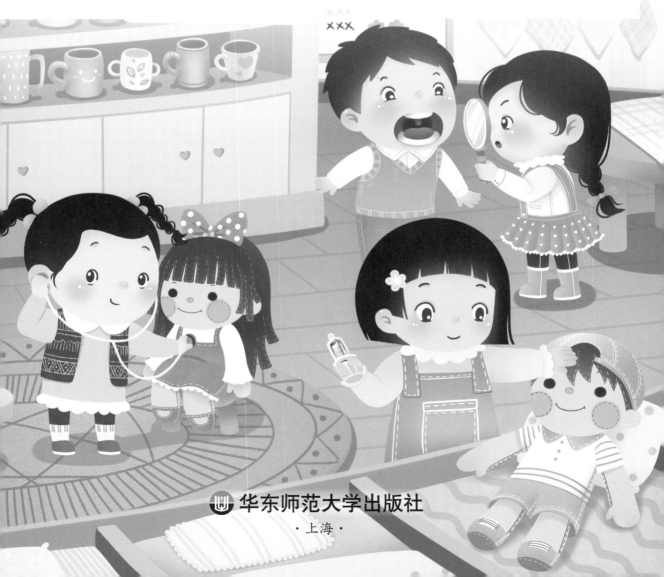

华东师范大学出版社

·上海·

图书在版编目(CIP)数据

　幼儿卫生与保健/张徽主编. —2 版. —上海:华东师范
大学出版社,2019
　ISBN 978 - 7 - 5675 - 5099 - 5

　Ⅰ.①幼…　Ⅱ.①张…　Ⅲ.①幼儿-卫生保健-幼
儿师范学校-教材　Ⅳ.①R175

　中国版本图书馆 CIP 数据核字(2019)第 257759 号

幼儿卫生与保健(第二版)

"新标准"学前教育专业系列教材

主　　编　张　徽
责任编辑　李　琴
责任校对　邱红穗　时东明
装帧设计　庄玉侠
封面图　王延强

出版发行　华东师范大学出版社
社　　址　上海市中山北路 3663 号　邮编 200062
网　　址　www. ecnupress. com. cn
电　　话　021 - 60821666　行政传真 021 - 62572105
客服电话　021 - 62865537　门市(邮购)电话 021 - 62869887
地　　址　上海市中山北路 3663 号华东师范大学校内先锋路口
网　　店　http://hdsdcbs.tmall.com

印 刷 者　杭州日报报业集团盛元印务有限公司
开　　本　787 毫米×1092 毫米　1/16
印　　张　14.5
字　　数　293 千字
版　　次　2021 年 3 月第 2 版
印　　次　2024 年 1 月第 14 次
书　　号　ISBN 978 - 7 - 5675 - 5099 - 5
定　　价　39.80 元

出 版 人　王　焰

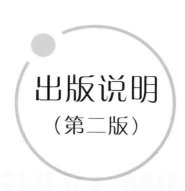

出版说明
（第二版）

本书是根据学前专业新标准和新理念编写的一本教材,为学前专业学生量身定做。

本书以实习生佳佳在幼儿园的所见所闻为线索,设置了两篇十个模块,带领读者进入幼儿保教工作人员的真实工作场景,对涉及的卫生保健知识进行探索和学习。

本书主要栏目设置如下:

佳佳小观察:以佳佳的视角,对幼儿园发生的有关卫生保健问题进行解读。

卫生·保健加油站:对相关内容进行补充,拓宽知识面。

小试身手:提出问题进行讨论,活跃课堂气氛。

本书相关资源请至 have. ecnupress. com. cn 中的"资源下载"栏目,搜索关键字"卫生与保健"进行下载。

另,本书部分图片取自网络和其他书籍,来源明确的已做标注,如有不妥之处,也请联系我们。

华东师范大学出版社

2022 年 6 月

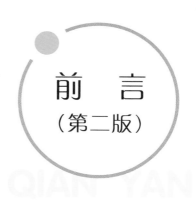

前　言
（第二版）

QIAN YAN

　　党的二十大报告明确指出："教育、科技、人才是全面建设社会主义现代化国家的基础性、战略性支撑。"新时代的学前教育专业学生要认真贯彻和执行党和国家的教育方针，对幼儿保教事业具有认真负责的态度和饱满的热情，具有良好的职业道德和职业规范，掌握系统的专业知识和专业技能。同时要坚定不移听党话、跟党走，怀抱梦想又脚踏实地，敢想敢为又善作善成，立志做有理想、敢担当、能吃苦、肯奋斗的新时代好青年。

　　党的二十大报告指出，要注重儿童的卫生安全和保健工作，为儿童的生活提供良好的环境和引导。当前，学前教育的发展已越来越重视对幼儿的健康照顾，幼儿卫生保健已成为幼儿园保教人员必须掌握的一项技能。本教材面向学前教育专业学生，以实习生佳佳在幼儿园实习过程中的所见所闻为线索，设计了职前培训(幼儿生理特点和卫生保健、幼儿生长发育、幼儿膳食与营养、微生物基础知识和消毒隔离)、轮岗实习(入园、离园环节的卫生保健，生活活动环节的卫生保健，教学、运动、游戏的卫生保健，幼儿园安全教育及常见意外伤害的预防及处理，幼儿园常见疾病及传染病的预防和处理，幼儿特殊行为及护理)共计两篇十个模块，对其中所涉及的卫生保健知识进行探索和学习。

　　本教材以《幼儿园管理条例》《幼儿园工作规程》《幼儿园教育指导纲要(试行)》《3—6岁儿童学习与发展指南》等为指导，编写过程注重科学性、系统性，强调实践操作，是一本理论和实践结合的教材。在编写过程中，借鉴了大量国内外的资料，既有理性梳理，又有对客观数据和现象的提示。考虑到学生未来就业的要求及接受能力，在编写教材过程中，对幼教机构进行实地拍摄，选取了其中较有代表性的内容，做到内容系统有条理，且通俗易懂，便于学生理解。从当前学前教育发展趋势出发，本教材编写过程中，以问题导入式展开；利用"卫生·保健加油站"为学生补充与教材相关知识；"小试身手"是对学生相关知识的掌握程度的测试；每个模块后面有"综合任务"，考察学生对本模块知识的掌握程度；当前已经进入信息大爆炸时期，在教材编写中，增加了网站链接，这些可以作为学生课外阅读的内容，以补充相关知识。我们希望本教材的编写能引起关注幼儿园教育教学活动教师的共鸣，教师在借鉴本教材的基础上，根据本校和学生实际，合理分配和组织教学活动，把握各模块特点，发挥学生的积极性和主动性，使学生成为学习的主体，实现素质教育目标。

本教材由张徽担任主编，李青青担任副主编，胡枫、何晓燕、朱福珍参与编写。

本教材编写运用了上海市某幼儿园大量环境创设的实景内容，在此表示对幼儿园的感谢。本教材编写还得到了王海英校长、徐晖主任的大力支持，在此一并表示衷心的感谢！

由于本教材涉及范围广，内容多，时间仓促，加之作者水平有限，书中难免存在不足，恳请广大读者提出宝贵意见，帮助我们进步。

编　者

2023.06

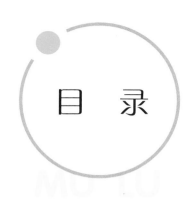

目 录

MU LU

职前培训篇

▶ 微课视频

餐具、茶杯的清洁和消毒　89
茶桶的清洁与消毒　89
玩具的清洁与消毒　89

▶ 微课视频

桌椅的清洁与消毒　90
便器的清洁与消毒　90

轮岗实习篇

▶ 微课视频

幼儿园的一天　100

▶ 微课视频

晨检　108

▶ 微课视频

铺床　126
穿脱衣服　126

▶ 微课视频

洗手过程　130

▶ 微课视频

宝宝高热怎么办？　180

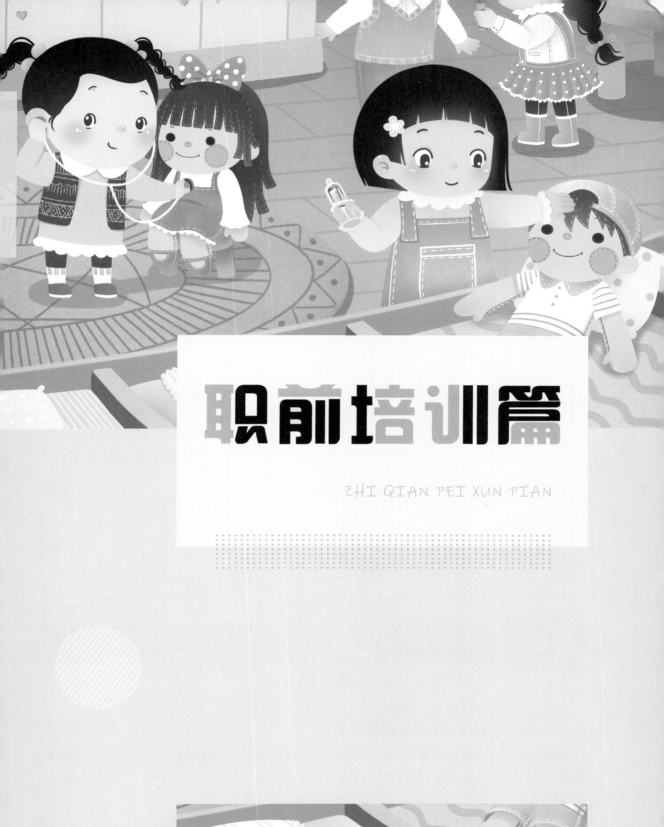

职前培训篇

ZHI QIAN PEI XUN PIAN

模块一　幼儿生理特点和卫生保健

学习目标

通过本模块的学习，了解幼儿八大系统及皮肤和感觉器官的组成、功能和特点，掌握幼儿各系统及皮肤和感觉器官的卫生保健方法。

学习背景

人体共有八大系统，包括运动系统、呼吸系统、消化系统、泌尿系统、生殖系统、循环系统、神经系统和内分泌系统。

这八大系统在人体生命活动中扮演着不可或缺的角色。运动系统扮演着活动和保护的角色；呼吸系统和消化系统分别负责提供氧气和营养；泌尿系统将代谢废物排出；氧气、营养、激素、废物等物质都由循环系统在体内进行运输；神经系统和内分泌系统则对人体的各方面活动进行调控；生殖系统的主要功能是种族繁衍。

幼儿的身体各部分与成人有诸多不同之处。同学们要以科学知识为基础，了解幼儿各系统、各器官的发育特点，掌握一定的保教方法和技能，以更好地完成幼儿的保健工作。

探索一　奇妙的人体

铃声响了，你匆忙奔向食堂，今天上午有体育课，运动量很大，你早已饥肠辘辘。食堂里食物散发的香味让你迫不及待，好不容易排队轮到自己，迅速挑好饭菜，然后刷校园卡付账，端着饭盘在拥挤的食堂找空位时，看到有朋友招呼自己，你赶紧过去坐下，嬉笑着和朋友一起享受午餐。

这是不是很多同学每天都会经历的场景呢？大家有没有想过，这样熟悉的场景，经历的过程涉及身体哪些部位？耳朵听到铃声、鼻子嗅到香味、走进食堂买午饭、坐到餐桌上，这是骨骼和肌肉在共同起作用；挑选食物，你在运用大脑；用餐时，牙齿咀嚼、喉部肌肉吞咽；等食物入肚,就轮到你的肠胃开始工作了。

　　听上去是不是很不可思议呢? 原来那么简单的动作,涉及这么多人体器官共同工作! 其实不仅是吃饭,包括学习、睡觉、运动等在内,只要我们活着,你的身体总是处于忙碌工作的状态。人体就像一个运作中的精密仪器,每一部分都发挥着不可替代的作用,配合默契,以至于你从来不曾发觉。

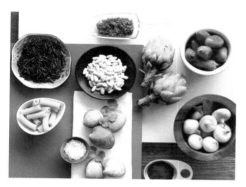

▲ 今天吃什么? 你的大脑在思考

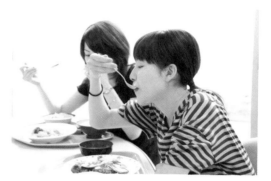

▲ 食物入肚,你的肠胃开始工作

　　这种默契的工作很大程度上要归功于我们身体各部分的组成方式。**人体是由细胞、组织、器官和系统构成的**。细胞是最小的单位,其次是组织,然后是器官,最高层次是系统。

一、　细胞

　　细胞是构成人体的基本结构和功能单位。大多数细胞个体极小,形状多种多样,由内到外主要由细胞核、细胞质、细胞膜构成。细胞所含的无机物中,水是最主要的成分,约占细胞物质总含量的 $75\%\sim80\%$。

二、　组织

　　组织是由许多形态相似、功能相同的细胞及细胞间质所组成。人体的组织分为上皮组织、结缔组织、神经组织和肌肉组织四种。其中,上皮组织主要覆盖于人体内外表面,具有保护、分泌和吸收等功能;结缔组织存在于人体各处,起连接、保护和营养等作用;肌肉组织构成肌肉,与骨骼等配合完成人体活动;神经组织则扮演着信息传递者的角色。

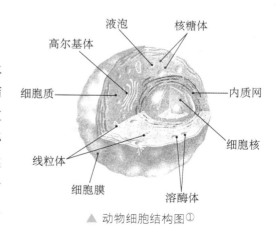

▲ 动物细胞结构图①

① 图片选自:《科学探索者(细胞与遗传)》,浙江教育出版社,2007 年 1 月第 2 版,第 27 页。

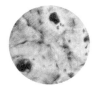
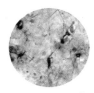

▲ 上皮组织①　　▲ 结缔组织②　　▲ 神经组织③　　▲ 肌肉组织④

三、器官

各种不同的组织可构成器官，它是具有一定形态并完成特定的生理功能的结构，如大脑、心脏、肝脏、脾脏、肺、肾脏、胃等。各个器官之间的联系是广泛的，它们既有结构上的联络，更有功能上的联系，这些器官相互联系构成人体活动的整体性，使各项生理功能更和谐，对维持人体生命活动、保持健康有重要意义。

四、系统

系统是由许多能完成一类生理功能的器官构成。人体系统可分为运动、呼吸、消化、泌尿、生殖、循环、神经和内分泌八个系统。这些系统构成了人体，在神经和内分泌系统调节下，互相联系，互相制约，共同完成整个生命体的全部活动，保证个体生存和种族延续。

人体的生长是各器官和系统的长大和形态变化；人体发育是细胞、组织和器官的分化完善与功能上的成熟，产生质的改变；生长和发育紧密相联。幼儿生长发育受遗传、精神因素、睡眠、营养、锻炼、疾病、环境与气候等因素影响，并呈现连续性、阶段性、规律性、程序性、不均衡性和个体差异性等特点。这一过程中，有些个体在生长发育中出现的问题或幼年期所患疾病会影响到成年甚至一生，作为未来的幼儿园工作人员，应了解幼儿各年龄段发展的特点与保健知识、营养与护理知识，为幼儿的生长发育提供良好的外部环境；能及时发现幼儿的异常情况，做好幼儿疾病的辨认和常见病护理；当幼儿的身体器官或系统出现问题或受到伤害时，应能做好相应的防护及处理。

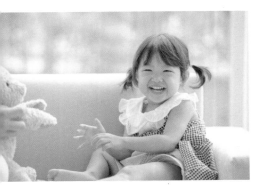

▲ 如果你笑，你的身体会知道

人体的奇妙之处还在于，我们的喜怒哀乐也会影响身体的反应，而大脑这个器官，则会促使我们做出一系列动作行为：有些行为是被社会广泛认可的，而有些行为是不被社会认可和接受的，属于问题行为。成年后的许多心理问题在幼儿期就已经开始有所体现了，我们可以通过本教材学会判断和处理这些问题，为幼儿的健康发展创设良好环境。

学前教育根据幼儿的生理和心理特点来制定相应的方案，实施适应儿童发展，有目的、有计划地促进儿童全面发展的保育和教育活动，这对儿童的一生成长有重要的意义。下

①②③④ 图片选自：《科学探索者（人体生理卫生）》，浙江教育出版社，2013年5月第3版，第8页。

面,就让我们从认识人体的八大系统开始,进入本课程的学习吧!

探索二 动作执行者——运动系统

冬季,室外温度低,寒风阵阵,可阳光幼儿园还是每天组织幼儿进行户外活动。佳佳是某校学前教育专业的学生,正在该园的大中小班进行轮岗实习,她心疼小朋友,于是向实习指导老师提议说:"天气那么冷,不要让小朋友出去了,在室内做做小游戏不就好了吗?"

陈老师却微笑着否认了佳佳的提议,并说:"幼儿的运动系统和我们不一样,一定要积极锻炼,促进它的发展。而室外活动对于促进运动系统及各系统的生长发育有着不可取代的作用。"

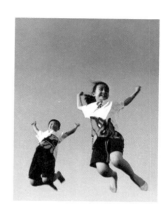

▲ 运动无所不在

佳佳不免疑惑:幼儿园孩子的运动系统和我们有哪些不一样的地方? 我们应该怎么保护他们的运动系统呢?

一、 运动系统的组成和功能

运动系统由骨、骨连结和骨骼肌三部分组成。

运动系统在神经系统的调节和各系统的配合下,起着执行动作、支持体重、保护内脏、维持人体形态等作用。

二、 幼儿运动系统的特点

(一)骨

1. 骨柔软,易弯曲,易变形

佳佳小观察

小班的豆豆是班级里很活跃的小朋友,但这两天他却没有来幼儿园。佳佳很担心,询问之下才知道,原来豆豆前两天走路摔了一跤,结果骨折了。听豆豆妈妈说,豆豆特别容易骨折,这两年他已经骨折三次了。两岁时第一次骨折,医生给豆豆打了石膏,结果复查时发现骨愈合出现了畸形。

幼儿的骨还没有生长发育完全,容易发生损伤和变形。

骨主要由有机物和无机物组成。有机物赋予骨弹性、韧性,无机物赋予骨硬度、脆度。

相比成人骨,幼儿骨中有机物含量相对较多,无机物较少。因此,幼儿的骨较成人柔软、易弯曲,也易发生变形。但同时他们的骨韧性较大,不易发生骨折。一旦发生骨折,通常犹如植物的青嫩枝条,折而不断,因此被称为青枝骨折。青枝骨折愈合不当,则易出现骨畸形。随着幼儿年龄的增长,骨内的无机物逐渐增加,骨的硬度也随之增强。

幼儿时期缺乏钙质或维生素 D 会引起骨变形、佝偻病等,如胸廓会因缺钙造成鸡胸,影响心、肺的功能和发育;如果学会走路的幼儿缺钙,柔软的腿骨受到体重作用后会发生变形,从而造成 O 形腿或 X 形腿。

2. 软骨未骨化完全

出生后,人体内部分软骨将骨化为硬质骨。软骨骨化的发生部位主要位于腕部、脊柱、骨盆等。整个骨化过程直到 20～25 岁才能完成。

（1）腕骨:腕骨共有 8 块,新生儿的腕骨全部为软骨。腕骨的骨化在 6～10 岁发展明显,到 10～14 岁骨化完成。在骨化完成以前,幼儿的手腕力量小,容易受损。因此应避免让幼儿提、拿过重的物品,也不要过度使用腕部进行活动,如长时间写字、弹钢琴、打网球等。

近年来,热衷于为孩子测骨龄的家长不在少数。一般将手及腕部作为测定骨龄的代表部位。主要通过照 X 光片,观察骨化中心的出现、形态等,以此判断骨龄。不过骨龄的判断不能绝对化,应综合考虑骨龄的变异范围以及被检查者的种族、地区、性别等差异。

（2）脊柱:人体脊柱有 4 个生理弯曲,到 1 岁左右全部出现。幼儿脊柱软骨部分较多,弯曲不固定,直到 18～25 岁左右才能完全固定。幼儿时期的不良姿势易导致脊柱畸形,要注意积极预防。

佳佳小观察

中班的王老师经常提到自己班有位小朋友东东"坐没坐相,站没站相"。佳佳去王老师班帮忙时,观察了一下,发现东东不论站着还是坐着总是弯腰驼背的。每次老师提醒后,他才会挺直身体。但一不注意,他又恢复"原形"。家长怕东东以后驼背,所以和王老师尝试了各种方法,如坐得直有奖励、让小朋友监督、利用背带等,希望他改掉自己的"坏习惯"。

（3）骨盆:骨盆由髋骨、骶骨、尾骨组成。其中,髋骨由 3 块骨愈合而成,幼儿的髋骨一般到 20～25 岁才完全骨化成完整的一块。如果幼儿从高处往硬地上跳,未完全骨化的髋骨遭受冲击,易发生错位。人体骨盆受到损伤后会影响到膀胱和生殖系统的正常功能和生长发育。

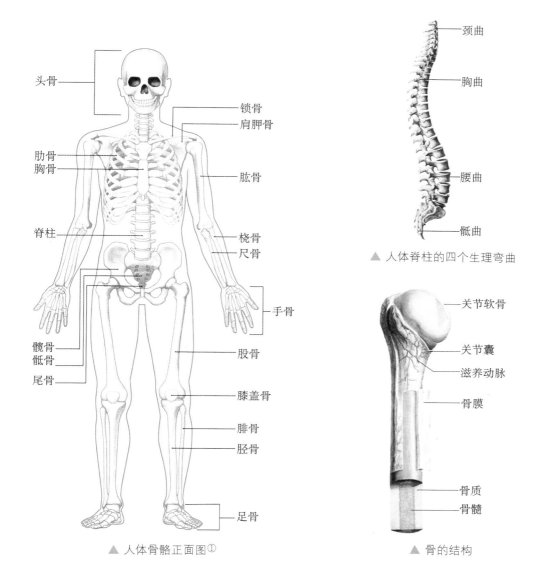

▲ 人体骨骼正面图①

▲ 人体脊柱的四个生理弯曲

▲ 骨的结构

3. 骨的生长速度快,易修复,易再生

骨由外而内有三部分结构:骨膜、骨质和骨髓。

幼儿的骨含有较厚的骨膜及丰富的血管,骨膜内的成骨细胞会影响骨的生长及再生。幼儿新陈代谢旺盛,骨愈合能力较强。一般成人骨折后愈合需要 2～3 个月,幼儿则只要 1～2 个月就能痊愈。

---

① 图片选自:《3D 人体解剖图》,辽宁科学技术出版社,2013 年 9 月第 1 版,第 31 页。

卫生·保健加油站

防止幼儿骨折小妙招

① 让幼儿多运动,锻炼骨骼,防止骨质疏松。

② 给幼儿多吃含钙丰富的食物,如牛奶、鱼类、豆制品、蛋类等,必要时可以补充药物钙剂。

③ 注意安全。在环境布置和日常生活中注意安全,防止意外事故发生。

（二）骨连结

1. 关节窝浅,韧带松,易脱臼

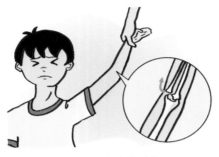

▲ 桡骨小头半脱位

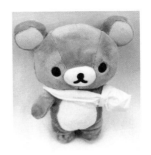

▲ 幼儿运动时,要注意保护哦

佳佳小观察

　　小班的幼儿生活自理能力欠佳。午睡起来后,老师要帮一些小朋友穿衣服,佳佳也一起帮忙。在给玲玲套衣袖时,佳佳一不留神,用力拉了一下玲玲的左手,结果玲玲哇地一下哭了起来,不让佳佳再碰她的左手。佳佳吓坏了,急忙把玲玲送去保健室检查,结论是桡骨小头半脱位。

　　保健老师告诉佳佳,幼儿容易发生脱臼,所以在照顾幼儿时动作要轻柔。

　　骨连结分为直接连结和间接连结。直接连结主要包括韧带连结、软骨结合、骨结合三种形式。间接连结即是我们常说的关节。

　　韧带是连接骨与骨的纤维组织,能加强关节的稳定性,以免关节间发生移位和损伤。若过度弯曲韧带,可以导致韧带的扭伤。

　　幼儿的关节灵活性较大,在外力作用下关节较易脱臼。如幼儿的肩关节有关节盂浅、关节囊和韧带较松弛等特点,因此幼儿的手臂可以做各种方向的运动,但如果用力过猛或者悬吊时间过长等,则容易引起肩关节脱臼。除脱臼外,幼儿还易因过度弯曲脊柱引起脊髓损伤,在其参加跳舞等活动时,要特别注意保护工作。

卫生·保健加油站

幼儿的肘关节(桡骨小头)、髋关节、下巴和手指等部位都容易发生脱臼。而且,只要某部位发生一次脱臼,就容易再次发生,所以要注意保护幼儿的关节,避免引起习惯性脱臼。

2. 足弓发育未完全,易塌陷

足弓的形成一般在 4～6 岁。幼儿足弓周围的韧带较松、肌肉柔嫩,若幼儿肥胖,或长时间负重、站立、行走,都易造成扁平足。

(三) 骨骼肌

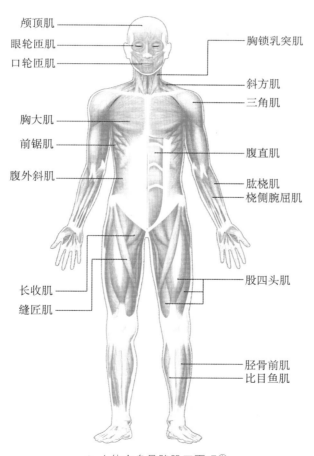

颅顶肌
眼轮匝肌
口轮匝肌
胸锁乳突肌
斜方肌
三角肌
胸大肌
前锯肌
腹外斜肌
腹直肌
肱桡肌
桡侧腕屈肌
长收肌
缝匠肌
股四头肌
胫骨前肌
比目鱼肌

▲ 人体全身骨骼肌正面观①

---

① 图片选自:《3D人体解剖图》,辽宁科学技术出版社,2013 年 9 月第 1 版,第 39 页。

1. 幼儿骨骼肌含水较多，供能物质较少，易疲劳

肌肉收缩时需要消耗能量，肌肉中会储存大量能迅速供给能量的物质——糖原。肌糖原的存储量与锻炼的多少有关。幼儿肌肉中水分含量较多，肌糖原储存较少，肌肉收缩能力较差，活动一段时间就容易疲劳。通过活动后的休息、睡眠，幼儿可以迅速消除疲劳。

2. 幼儿骨骼肌发育与神经中枢发育有关

神经中枢关系着幼儿的各器官发育。其中，控制大肌肉群的神经中枢发育早，它控制着大腿、手臂等肌肉活动。幼儿1岁左右学会走路，3岁左右四肢活动已较协调，奔跑、跳跃基本不费力。而小肌肉群如手指、腕部肌肉的发育相对较晚，3～4岁时幼儿握笔仍有一定困难，到5岁后小肌肉群开始发育完善，所以中大班的幼儿能较好地完成框内涂色的任务了。

三、 幼儿运动系统的卫生保健

（一） 科学组织室内外体育锻炼和活动

体育锻炼和活动可以促进幼儿运动系统发育，促进骨骼和肌肉的生长。在室外接受适宜的日光照射可以使人体生成维生素D，促进钙、磷的吸收。运动时，人体需要消耗大量的氧气，良好天气状况下的户外活动能保证每位幼儿呼吸到新鲜的空气。

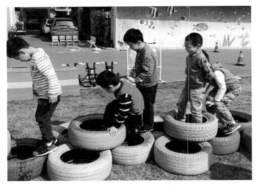
▲ 室外运动促进幼儿运动系统发育

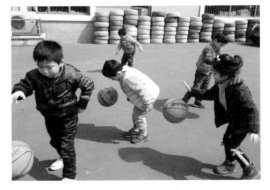
▲ 积极锻炼，练好身体

（二） 提供合理均衡的饮食

运动系统的生长发育需要充足的营养。其中，骨的生长需要大量的钙质、维生素、蛋白质等；肌肉需要补充蛋白质、热量、无机盐等；韧带则需要蛋白质、维生素等营养素。缺钙幼儿会出现骨骼变形、烦躁不安、多汗、肌肉松软无力、抽筋等症状。幼儿缺乏蛋白质会有肌肉乏力、骨质疏松等问题。因此，均衡合理的营养才能保证幼儿身体各部分良好的生长发育。

（三）培养幼儿良好的行为习惯

让小朋友牢记以下几点。

（1）养成正确的站姿、坐姿，防止脊柱、胸廓变形。

（2）养成良好的饮食习惯，不偏食，不挑食，全面补充营养。

（3）积极参加运动，锻炼骨骼、肌肉。

（4）不模仿危险的动作，防止受伤。

（5）外出时遵守交通法规，不乱穿马路。

（四）减少危害运动系统的因素

日常活动中为保证安全要注意以下几点。

（1）避免过度牵拉幼儿的手臂，防止脱臼。

（2）不体罚儿童，如罚站、罚抄等。

（3）及时发现并阻止幼儿做各种危险动作，如搬运重物、拔河、倒立等。

（4）给幼儿穿衣服要合身、舒适、安全。

 卫生·保健加油站

组织幼儿运动的注意事项

　　在进行运动和户外活动前，为了保证安全，首先要对场地进行清洁整理工作，准备合适的器材，并选择适合幼儿年龄特点的运动。其次在班级中做好安全教育和活动前的准备工作，如系鞋带、上厕所、热身运动等。活动中，观察、巡视，避免发生意外事故，不同季节还要注意幼儿的保暖、防中暑等情况。注意控制活动时间和活动量，避免幼儿超负荷运动使身体过于疲劳。运动后要进行整理活动。

探索三　气体交换者——呼吸系统

　　冬天来了，气温逐步降低，幼儿园的教室里为了保暖都打开了空调。佳佳发现一个"不环保"的现象：每次户外活动前，老师都会关上空调，打开教室的窗户。冷风阵阵吹进来，房间里的暖气都散了出去。活动回来后，老师关上窗户，重新打开空调，好一会儿，教室里才渐渐暖和。反复多次后，佳佳觉得这样既容易使小朋友生病，又浪费电。可为什么要这么做呢？

佳佳询问了陈老师,原来这是为了保护幼儿的呼吸系统,在了解原因前,我们先来看看呼吸系统的组成和功能吧。

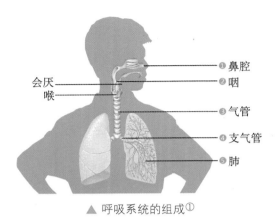

会厌
喉

❶鼻腔
❷咽
❸气管
❹支气管
❺肺

▲ 呼吸系统的组成①

一、 呼吸系统的组成和功能

呼吸系统由鼻、咽、喉、气管、支气管和肺组成。

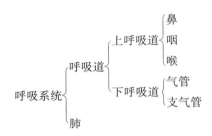

呼吸系统的主要功能是呼吸。呼吸是人体从外界吸入氧气,送入肺中与血液进行气体交换,排出二氧化碳的过程。

呼吸道是气体进出的通道,肺则是人体与外界进行气体交换的场所。

一、 幼儿呼吸系统的特点

(一) 呼吸器官

1. 呼吸器官未发育完全,易发生感染

佳佳小观察

秋冬交替时节,班级里经常缺席几名小朋友,多的时候缺席八九名。陈老师说这些孩子的家长都带他们去医院了,症状是打喷嚏、流鼻涕。佳佳觉得这未免小题大做,小感冒还要去医院看病。陈老师告诉佳佳,不要小看感冒,在幼儿园里感冒特别容易流行,一定要积极预防。

幼儿呼吸道狭窄,黏膜柔嫩,血管丰富,易发生感染。感染时,由于黏膜充血而肿胀,呼吸道变窄,会造成呼吸困难。而且,幼儿鼻毛少,气管内用于清除异物的黏液(痰)分泌不足,加上纤毛摆动能力差,使各类微生物以及尘埃颗粒更容易侵入呼吸系统。

幼儿的肺组织也未发育成熟,肺泡数量少,肺容量小,富含血管。感染后易引起肺不张、肺气肿等问题。

---

① 图片来自:《科学探索者(人体生理卫生)》,浙江教育出版社,2013年5月第3版,第115页。

卫生·保健加油站

呼吸道感染可引起的各类炎症

疾病	性质	主要症状
鼻炎	鼻腔黏膜和黏膜下组织的炎症	经常鼻塞,流清水涕,喉部不适,咳嗽等
咽喉炎	咽喉黏膜和黏膜下组织的炎症	声音嘶哑,喉部肿痛,咳嗽痰多等
气管炎	气管、支气管发生炎症	发热,咳嗽痰多,喘息等
肺炎	小儿最常见的一种呼吸道疾病	发热,咳嗽,气促,呼吸困难

上呼吸道感染可并发中耳炎、结膜炎等疾病。季节更替时要注意预防呼吸系统疾病,尤其需要特别关注免疫力较差的幼儿。呼吸道疾病的防治要注意环境通风,以及幼儿营养、锻炼、卫生、保暖等方面。

2. 鼻子较脆弱,易发生出鼻血

佳佳小观察

入秋后,空气湿度降低,感觉很干燥。这天,豆豆觉得鼻子痒,用手揉了几下,一不小心鼻子就出血了。豆豆看到血,害怕地大哭起来。佳佳急忙安慰豆豆,并帮他止血。

幼儿鼻腔黏膜柔嫩,富含血管,外伤、抠挖或环境干燥等原因都易引起鼻出血,其中大部分出血发生在鼻中隔前下方。鼻出血时要注意安抚幼儿情绪,并运用正确的方法进行止血。

3. 咽部会厌功能不完善,易发生呛咳

佳佳小观察

早点心时间到了,豆豆一边吃着饼干,一边兴奋地和好朋友谈论自己的新玩具。突然,豆豆猛烈地咳嗽起来,原来边说话边吃东西,食物呛入了气管中。

由软骨构成的会厌,位于舌根后方、喉腔的入口处。食物由口腔向下吞咽时,会厌将盖住喉腔,使食物进入食管;空气从鼻腔吸入后,顺着打开的会厌进入气管。

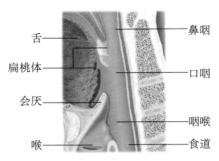

舌　　　　　　鼻咽

扁桃体　　　　口咽

会厌

咽喉

喉　　　　　　食道

▲ 会厌是位于气管入口处的片状物

　　幼儿的会厌调节功能尚不完善。进食时如哭闹、嬉笑打闹、吞咽过快等，食物容易随吸气进入气管而出现呛咳，严重者会出现窒息。为避免发生呛咳，要培养孩子进食时的良好习惯。

　　4. 喉部声带发育不全，易疲劳

佳佳小观察

　　自由活动时间，有位小朋友抢了豆豆的玩具，豆豆不高兴了，大声哭闹起来，佳佳怎么劝他也不听，直到嗓子哭哑了豆豆才停下来。

　　喉部既是呼吸器官，又是发音器官。振动喉部的声带可发出声音。

　　幼儿的发音器官在不断发育完善。由于喉腔较窄，声门短而窄，声带短而细薄，因此幼儿的声调较成人高。同时，幼儿的声带又不够坚韧，如果长时间发音，或者经常大声哭闹、喊叫，不注意保护，容易因疲劳而肿胀、变厚。

（二） 呼吸运动

　　幼儿呼吸肌力量小，胸腔体积小，肺容量小，但幼儿的氧需求量较大，因此每分钟呼吸次数多于成人。年龄越小，每分钟呼吸次数越多。一般 3～7 岁的幼儿安静时每分钟呼吸20～25 次。

二、 幼儿呼吸系统的卫生保健

（一） 保持室内空气新鲜

　　幼儿聚集的场所要保持通风换气，尤其是冬季。冬季是呼吸道传染病的高发季节，而密闭的环境容易使病菌聚集，使疾病在幼儿间相互传。流通的空气减少了病菌的密度，并且富含氧气，对脑的活动有促进作用；同时还可以增强幼儿呼吸系统对外界环境的适应能力，减少呼吸道感染。

卫生·保健加油站

通风换气的学问

根据季节和天气情况,确定换气方式与次数。

温度适宜时,全日开窗通风;温度较低时,定时开窗通风。

冬天每天 3~5 次,每次 30 分钟。

（二）纠正幼儿不良的行为习惯

以下注意事项需要小朋友遵守。

（1）不抠挖鼻孔,防止鼻出血及感染。

（2）不用嘴呼吸,利用鼻过滤空气中的灰尘及微生物,防感染。

（3）不蒙头睡觉,保持呼吸通畅。

（4）不边吃边说笑,细嚼慢咽,防呛咳。

（5）不玩危险物品及游戏,如豆子、塑料袋、用嘴接抛食,防窒息。

此外,还应该教会幼儿正确的擤鼻涕方法,以防中耳炎。培养正确的坐姿,使胸廓正常发育。教育幼儿咳嗽、打喷嚏时避开他人。及时治疗呼吸道疾病。

（三）科学组织体育锻炼

科学合理的体育锻炼对于幼儿呼吸系统的发育有促进作用,尤其是户外活动。在新鲜空气中进行体育锻炼可以增强呼吸肌力量,增加肺活量,锻炼心肺功能,并且能提高机体免疫力,预防疾病。如果在室内进行体育锻炼,则活动场地要宽敞、通风。当户外空气质量差时,应减少或停止户外活动。

（四）保护喉部声带

幼儿音域较窄,唱歌时要选择适合其年龄和音域特点的歌曲。音域跨度小、歌词简单有趣、容易理解的童谣是最好的选择。音乐活动场地要保持宽敞、通风。练习时,连续唱歌时间不宜过长,并教育幼儿不要大声喊叫。患上呼吸道感染时,注意减少发音。

探索四　营养汲取处——消化系统

佳佳实习了一段时间,发现幼儿一天共要进餐五次。上午来园后有早点心,中午是午餐，下午午睡起床后还有一次午点心，加上在家吃的早餐和晚餐，一共五次。为什么要给幼儿安排两次点心？这样对幼儿来说不会热量过多吗？佳佳带着不解，向陈老师求教。

　　陈老师告诉佳佳，幼儿园安排膳食是按照幼儿的营养需求和消化能力进行的。而幼儿的消化系统有其特殊之处，我们要遵循这些特点为幼儿准备膳食。

一、消化系统的组成和功能

消化系统由消化道和消化腺两部分组成。

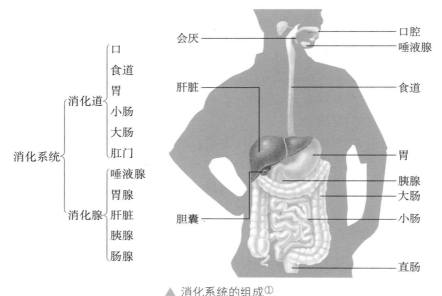

▲ 消化系统的组成①

消化系统的主要功能是消化和吸收。

　　消化是机体通过消化道的运动和消化液的作用，将食物分解为可吸收成分的过程。吸收是食物经过消化后，营养从消化道壁进入人体循环系统的过程。

 卫生·保健加油站

　　消化道是食物进出的通道。消化道通过机械运动将食物由大块磨碎成小块，再由消化腺分泌消化液，消化液中含有酶，通过化学作用将食物中的营养成分分解成小分子物质，从而方便人体吸收。

---

① 图片来自：《科学探索者（人体生理卫生）》，浙江教育出版社，2013年5月第3版，第116页。

二、幼儿消化系统的特点

（一）处于换牙阶段，口腔黏膜柔嫩

佳佳小观察

　　午餐期间，大班的兰兰在啃鸡腿时，突然感觉嘴巴里有异物，吐出来一看，是一颗牙齿掉了。兰兰吓了一跳，哭着找佳佳。佳佳安慰兰兰，忽然灵机一动，趁机给全班上了一节"我换牙了"的课。

　　（1）牙齿：幼儿的牙齿为乳牙，共有 20 颗。乳牙牙釉质较薄，牙本质脆软，容易被酸性物质侵蚀形成龋齿。乳牙龋齿对于恒牙的萌出有不利影响，易造成恒牙排列不齐或无法萌出等问题。幼儿在 6 岁左右进入换牙期，最先萌出第一颗恒磨牙，即六龄齿。换牙期，幼儿的乳牙逐渐脱落，被恒牙所替代。

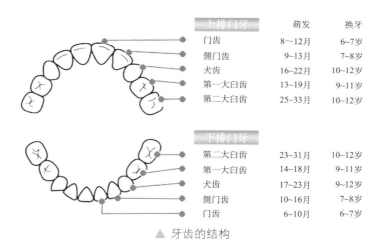

上排门牙	萌发	换牙
门齿	8~12月	6~7岁
侧门齿	9~13月	7~8岁
犬齿	16~22月	10~12岁
第一大臼齿	13~19月	9~11岁
第二大臼齿	25~33月	10~12岁

下排门牙	萌发	换牙
第二大臼齿	23~31月	10~12岁
第一大臼齿	14~18月	9~11岁
犬齿	17~23月	9~12岁
侧门齿	10~16月	7~8岁
门齿	6~10月	6~7岁

▲ 牙齿的结构

　　（2）舌：幼儿的舌较成人宽而短，舌不够灵活，影响咀嚼和发音。舌表面的舌乳头易因消化功能异常而脱落，称"地图舌"。

　　（3）口腔黏膜：幼儿口腔内黏膜柔嫩，易被硬物磨损。黏膜破损后又易感染，形成口腔溃疡。

（二）消化系统消化能力较弱，吸收能力较强

　　幼儿的消化道各部分表面黏膜柔嫩，易损伤；消化腺肝脏、胰腺分泌的消化液较少；加之食道狭窄、胃容量小、肠胃蠕动能力差等原因，幼儿的消化能力较弱，尤其是脂肪，很难将其全部分解。摄入不易消化的食物或一次摄入食物数量过多，都容易

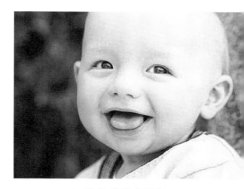

▲ 幼儿的舌宽而短

导致幼儿消化不良，有恶心、呕吐、腹胀、反酸等症状。

与幼儿消化能力较弱形成鲜明对比的是肠胃吸收能力较强。幼儿肠黏膜下有丰富的毛细血管和毛细淋巴管，与营养物质的接触面大，吸收快，所以给幼儿进食宜选用营养丰富、易消化的食物。

（三）肠系膜松弛，肠道固定能力差

肠道在腹部中主要由肠系膜进行位置固定。

幼儿的肠系膜松弛，容易发生移位。如果长时间坐在坐便器上排便，直肠壁易向下移位，从肛门处脱出，称为脱肛。

佳佳小观察

小班的丁丁是个乖孩子，身体也健康。有一天，他捂着肚脐周围，说自己肚子痛。佳佳把他送去保健室，保健老师帮他检查时，他又说不疼了。如此反复了几次。保健老师让佳佳联系家长，带丁丁去医院检查肠胃，经诊断丁丁是患了肠套叠。

幼儿肠道管壁相对成人的薄，固定能力又差，当受到冷刺激时，肠管壁的平滑肌蠕动增强，易发生痉挛，进而诱发肠套叠。所谓肠套叠，即一段肠子套进另一段肠子。幼儿肠套叠的主要症状是腹痛，呕吐较少见，会有果酱样血便。严重的肠套叠会危及生命，要及时去医院治疗。

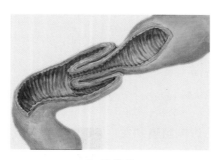

▲ 肠套叠

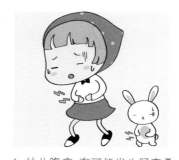

▲ 幼儿腹痛，有可能发生肠套叠

（四）肝脏储糖少，易发生低血糖

佳佳小观察

糖糖在幼儿园做游戏的时候，突然晕倒了。去医院检查，医生说是低血糖症，因血糖低导致晕倒。

　　肝脏是人体中最大的消化腺,主要功能有合成分泌胆汁,储存糖原和分解毒素。糖原是人体储存糖类的主要形式,当人体将食物消化吸收后,血糖会升高,此时肝脏等处会在胰岛素的促进下将血糖转化成糖原,以储存能量。当血糖低于水平值时,糖原就会分解,以避免低血糖的发生。

　　幼儿的肝脏储存糖原的能力较弱,饥饿时血糖无法得到补充,所以易发生低血糖。低血糖症状有四肢发冷、面色苍白、出冷汗、头晕、心慌、恶心等。

三、幼儿消化系统的卫生保健

(一) 保护牙齿的健康

牙齿的健康防护要注意以下几方面。

1. 检查

(1) 检查牙齿是否排列整齐、是否有龋齿、是否有缺牙断牙等情况。

(2) 换牙期间,注意有无乳牙未脱落、恒牙错位萌出的情况。

(3) 牙齿有问题要及时就医。

2. 清洁

(1) 注意口腔清洁,培养早晚刷牙、饭后漱口的良好习惯。

(2) 为幼儿挑选合适的牙具,培养刷牙兴趣。

(3) 刷牙时不宜过于用力,也不要过多使用牙膏。

(4) 刷牙的方法要正确,牙齿的上下左右都要刷到,时间不少于 3 分钟。

(5) 牙刷用后应冲洗干净,刷头朝上放入杯中,并放置在干燥通风处。

(6) 漱口杯建议每周至少洗晒一次。

3. 习惯

(1) 养成良好的行为习惯,走路、跑步时注意安全,避免碰撞损伤牙齿。

(2) 进食时,教育幼儿不咬过硬的食物,不啃咬餐具。

(3) 纠正幼儿的一些不良习惯,如咬手帕、咬嘴唇、吮手指等,尤其在换牙期间,这类不良习惯容易造成牙齿排列不齐。

 卫生 · 保健加油站

幼儿牙具的选用

牙刷的选用:

(1) 刷头小、短、窄,刷头背面细致光滑。不要选择尖头形刷头。

(2) 刷毛柔软,粗细适中,不要过密。

（3）刷柄扁、直，适合幼儿手的大小，拿捏舒适；长短适中，以 12 厘米左右为宜。

牙膏的选用：

（1）要挑选刺激性小的牙膏，最好不含研磨剂、发泡剂或香料色素之类的成分。

（2）低龄儿童不会吐牙膏沫，宜用可吞食的专用牙膏。

（3）牙膏黏稠度适中，从管中挤出成条。

（4）选择刷牙过程中泡沫适当的牙膏。

漱口杯的选用：

（1）材料轻便，可选用塑料杯。

（2）口杯边缘光滑、厚实。

（3）建议挑选杯身上有可爱图案的漱口杯，能引起幼儿刷牙的兴趣。

（二）　安排均衡合理的膳食

根据幼儿的消化系统特点，要为幼儿提供营养丰富、易消化的食物，可少食多餐，一般一日三次正餐、两次点心。

牙齿主要由钙、磷等无机盐构成，在日常的饮食中，要注意为幼儿提供富含这类营养物质的食物，如牛奶、海带等。而补充维生素 D 等营养素可以促进钙、磷的吸收和利用。

饮食中控制糖的摄入量可以预防龋齿。而摄入适量膳食纤维可以清洁牙齿、消化道，有利于通便。多喝水也对口腔清洁和防便秘有很大帮助。

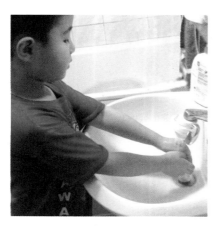

▲ 从小养成洗手好习惯

要注意控制幼儿食物的冷、暖。幼儿不宜吃太多冷饮，易刺激肠胃，引起不适。还要避免食物过热引起消化道各部分的烫伤。

（三）　培养良好的饮食卫生习惯

（1）注意饮食卫生，饭前便后要洗手，以防胃肠道感染。

（2）进餐中要细嚼慢咽，便于消化，预防肥胖。

（3）不边说笑边进食，以防呛食。

（4）餐后不做剧烈运动，以防消化不良。

（5）排便时不久坐，以防脱肛。

（四）　及时发现消化系统异常

粪便能反映出消化系统的情况。正常粪便因含胆色素，呈黄褐色。如幼儿粪便表面有鲜血，与粪便不混在一起，排便时感到疼痛可能是肛裂；脓血便可能是细菌性痢疾；红果酱样粪便可能有肠套叠等。要密切注意幼儿的一日生活情况，一旦出现腹痛、呕吐等症状，应及时了解幼儿情况，送保健室处理，严重者及时就医。

探索五　内环境调节者——泌尿系统

最近,敦敦在幼儿园经常去厕所,一天要去厕所十多次。佳佳觉得有些异常,向家长反映了这个情况。于是,家长带敦敦去了医院,经过检查发现敦敦是患了尿路感染。

佳佳去网上查阅了相关知识:尿路感染主要原因是细菌感染,症状有尿频、尿急、尿痛。佳佳还查到幼儿比成人更容易发生尿路感染,这是为什么呢?

一、泌尿系统的组成和功能

泌尿系统由肾脏、输尿管、膀胱和尿道组成。

泌尿系统的主要功能是排出体内代谢废物,调节机体水盐平衡,维持人体内环境稳定。整个过程为:肾脏以过滤血液和重吸收的方式生成尿液,随后输尿管将尿液从肾脏输送至膀胱,膀胱储存尿液,最后尿道排出尿液。

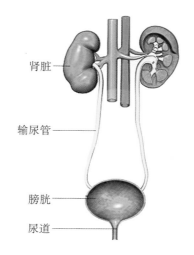

肾脏

输尿管

膀胱

尿道

▲ 泌尿系统的组成

二、幼儿泌尿系统的特点

(一)泌尿系统发育不完善,易感染

幼儿输尿管相对较长,平滑肌较松弛,尿液容易残留在弯曲处引起尿路感染。幼儿尤其是女童的尿道较短,新生儿仅为1~3厘米,到青春期才达到3~5厘米,又因尿道黏膜柔嫩、尿道口接近肛门,易被粪便污染造成感染,细菌感染后会在泌尿系统中转移,从而引起泌尿系统的其他炎症。

(二)肾脏功能发育不完善,易发生异常

幼儿肾脏的过滤功能不完善,排泄废物的能力不足,使幼儿容易发生水肿、尿中毒等问题。重吸收能力不足,如果水分过度流失会造成脱水。

(三)膀胱容量小,排尿次数多,易遗尿

因为幼儿新陈代谢快,生成水分和废物多,所以尿液总量相对较多,每天约为600~800毫升。但膀胱容量较小,储尿能力差,因此一天排尿次数较多,4~7岁幼儿每天排尿6~7次左右。

排尿是一种天生的反射活动,直接受脊髓控制。随着年龄的增长,大脑皮质才能够控制排尿活动。正是因为婴幼儿时期大脑皮质发育还不完善,小儿常会出现"尿裤子"、"尿床"等现象。到2~3岁,幼儿主动控制排尿的能力才基本完善。到5岁左右,尿床的现象通常会自然消失。

三、 幼儿泌尿系统的卫生保健

（一） 培养良好的习惯

（1）多喝水，多排尿，预防尿路感染。

（2）定时排尿，有利于锻炼幼儿膀胱的储尿功能。

（3）排尿时不久坐，避免尿道口括约肌松弛。

（4）排便后正确使用手纸。帮助小班幼儿使用手纸，教会中大班幼儿自己使用手纸，注意要从前往后擦净。

（5）每晚睡前清洗外阴，保持泌尿系统清洁。

（二） 保持用具的清洁卫生

幼儿使用的厕所及便盆要注意每天清洁消毒，尤其是大便盆每次用后都要清洁消毒。排尿前准备好合适的手纸，方便幼儿使用。洗臀、洗澡的毛巾要专人、专用，用后及时清洁消毒。幼儿的内裤也要勤换洗。如果幼儿在园所发生尿裤子、尿床，要及时更换衣物、床单、被褥。

（三） 准备充足的饮用水，提醒饮水及排尿

幼儿在日常生活中的饮水以白开水为宜。在不同季节可以进行适当调整，如夏季可饮用清凉饮料，如大麦茶、菊花茶等。4～6 岁幼儿每日每千克体重应摄取 90～110 毫升水。

幼儿的饮水需要量会受到温度、湿度、活动量、饮食、疾病等诸方面的影响，排尿量也会受到饮水量、季节、活动量、出汗等因素影响，所以要视具体情况，提醒幼儿饮水和排尿。注意提醒不要过于频繁，以锻炼膀胱的储尿能力，但也不可让幼儿长时间憋尿。对于经常尿床的幼儿，老师可以在睡眠中轻声提醒其起床排尿。5 岁后仍然频繁尿床的幼儿需要与家长沟通，带其去医院查明原因，并及时予以治疗。

 卫生·保健加油站

影响排尿量的因素

因素	尿量多（例）	尿量少（例）
疾病	患上糖尿病，尿崩症	严重腹泻，剧烈呕吐
饮水量	喝水量多	饮水不足
饮食	蛋白质摄入多	糖、盐摄入过多
活动量	久坐	活动量大
环境	气温低	气温高，空气干燥
其他因素	精神紧张、焦虑，服用利尿药	张嘴呼吸

（四）注意观察排尿情况

观察幼儿的排尿情况,有助于及时发现泌尿系统疾病。

正常的尿液呈淡黄色,尿液透明。小儿在冬天会偶尔出现乳白色尿液属正常现象。经常出现乳白色或者红色尿液,可能是泌尿系统疾病;出现橘黄色或棕绿色,则要注意检查肝胆功能。

卫生·保健加油站

尿液颜色也会因饮食等情况出现改变,如服用某些药物(如痢特灵)、大量食用含有维生素 B_2 的食物也可能出现橘黄色或棕绿色尿。

排尿次数的多少也能表现出某些疾病问题。肾病会引起尿量明显减少和眼皮浮肿等症状。尿路感染通常有排尿次数明显增加、憋不住尿,或排尿有疼痛感等症状。如幼儿出现腹泻、口渴等情况,应注意及时给幼儿补充饮水,避免脱水。

小试身手

小班有一名小朋友经常尿床,每次佳佳都不得不给他换裤子、换床单、换垫被。佳佳很苦恼,不知道为什么他老是尿床,也很想知道有什么方法能让他不要尿床。请同学们运用自己所学的知识,做出分析,并给出合理建议。

探索六　　性特征维持者——生殖系统

佳佳发现最近豆豆老是蹲在小马桶前面看女生小便,佳佳走过去问他:“豆豆你在看什么?”豆豆眨着大眼睛说:“老师,为什么女生是屁股里面小便的? 她们的小鸡鸡呢?”佳佳一下子手足无措,不知道怎么回答。

陈老师告诉佳佳,幼儿在某个时期会表现出对性别的好奇心,只要科学引导,有益无害。

一、生殖系统的组成和功能

生殖系统按性别分有男、女性；按结构分有内、外生殖器。

男性外生殖器主要有阴茎、阴囊，内生殖器主要有睾丸、输精管、前列腺等。

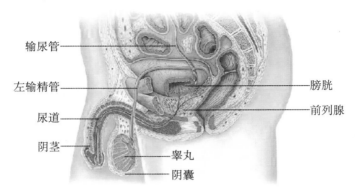

输尿管

左输精管

尿道

阴茎

膀胱

前列腺

睾丸

阴囊

▲ 男性生殖器的组成

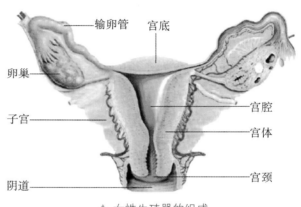

输卵管　宫底

卵巢

子宫

阴道

宫腔

宫体

宫颈

▲ 女性生殖器的组成

女性外生殖器主要有阴唇、阴蒂和前庭大腺等，内生殖器主要有阴道、子宫、卵巢、输卵管等。

生殖是一个种族延续的过程。生殖系统的主要功能是产生生殖细胞、分泌性激素和繁衍后代。生殖器中睾丸（男）和卵巢（女）分别能产生生殖细胞精子和卵子，也能分泌性激素，因此又称为性腺。

二、幼儿生殖系统的特点

人的生殖系统到青春期才会快速发育，在此之前，生殖系统的发育基本处于停滞阶段。

　　幼儿生殖器官的发育水平较低。生殖器官在胎儿期已分化形成，从出生后到青春期前都没有明显的变化。男女儿童的性激素分泌水平基本相同，男女儿童除生殖器官外，其他的性别特征不明显。

　　幼儿的性别意识、自我保护意识也比较薄弱，好奇心、求知欲强，对于性别与相关知识要积极教育和引导。

三、幼儿生殖系统的卫生保健

（一）注重生殖器官的卫生

　　应每晚睡前给幼儿清洗外阴，勤换洗内裤。洗臀、洗澡的毛巾要专人、专用，并注意用具的清洁与消毒。由于泌尿系统和生殖系统关系密切，所以也要注意保护泌尿系统健康，以防感染。

（二）正确引导"性"相关问题

　　幼儿对性、性别都还没有很明确的认识。成人越是避而不谈，幼儿越是好奇。少数家长甚至在孩子问及该问题时加以训斥，这对幼儿正确认知"性"很不利。不少相关心理问题都来源于年幼时期的父母教育，成人可以适当告诉幼儿一些他们能理解的事物，认识自己的性别特点，正确地教育引导。

（三）避免性早熟

　　性早熟是指在性发育年龄之前出现了第二性征，如身高、体重迅速增长，毛发生长旺盛，女性乳房发育、月经来潮，男性出现胡须、喉结等。

　　生殖系统的发育受到饮食、内分泌、环境、疾病等多种因素的影响。随着生活质量的提高，幼儿饮食中含有丰富的营养，这为发育提供了物质基础，而同时幼儿也在有意或无意中摄入了大量含有类固醇激素的食物或药物，这促进了性激素的合成。少数疾病如性腺肿瘤、肾上腺增生也会产生大量性激素。

　　性早熟的儿童成年后身高往往低于正常发育的同龄儿童，而因其生理提前发育，但心理仍未达到相应年龄，易引起心理问题。因此要积极预防性早熟。

探索七　物质传送带——循环系统

　　佳佳发现最近浩浩一直不停提裤子。佳佳仔细地观察了一下，浩浩穿的是运动裤，裤腰是宽橡皮筋的，可能是浩浩比较瘦，因此裤腰一直要往下掉。佳佳就对浩浩说："浩浩，回家告诉妈妈换圆的橡皮筋，这样裤子就不掉了。"但陈老师却告诉佳佳，这样做不对，裤腰太紧容易影响幼儿的血液循环，不利于他们的健康成长。

一、循环系统的组成和功能

循环系统分为血液循环系统和淋巴循环系统。血液循环系统由心脏、血管、血液组成。淋巴循环系统由淋巴结、淋巴管、淋巴液、淋巴腺组成。淋巴腺有扁桃体、胸腺和脾脏。

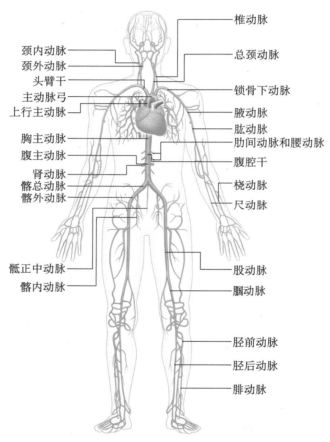

椎动脉
颈内动脉
颈外动脉
总颈动脉
头臂干
主动脉弓
锁骨下动脉
上行主动脉
腋动脉
肱动脉
胸主动脉
肋间动脉和腰动脉
腹主动脉
腹腔干
肾动脉
髂总动脉
桡动脉
髂外动脉
尺动脉
骶正中动脉
股动脉
髂内动脉
腘动脉
胫前动脉
胫后动脉
腓动脉

▲ 全身主要的动脉①

---

① 图片选自：《3D人体解剖图》，辽宁科学技术出版社，2013年9月第1版，第49页。

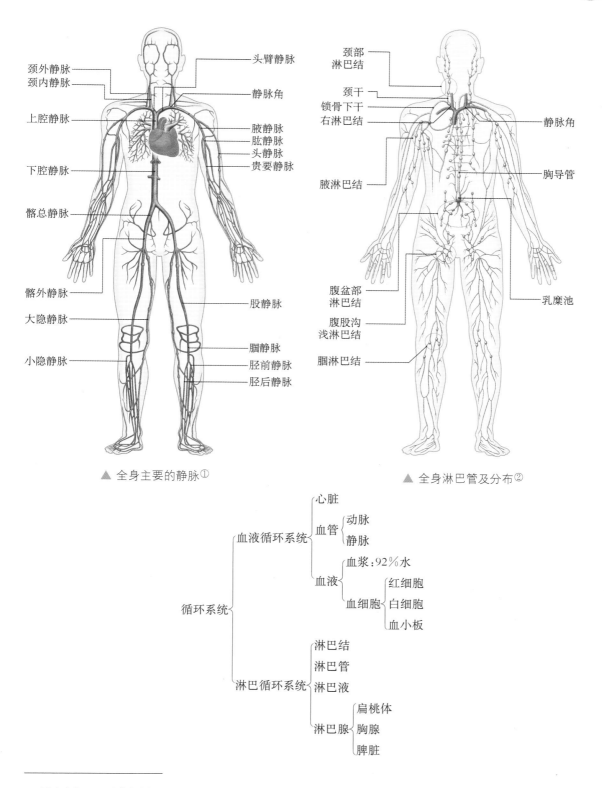

▲ 全身主要的静脉①

▲ 全身淋巴管及分布②

① 图片选自:《3D人体解剖图》,辽宁科学技术出版社,2013年9月第1版,第51页。
② 图片选自:《3D人体解剖图》,辽宁科学技术出版社,2013年9月第1版,第59页。

循环系统的功能包含运输和免疫。

血液循环系统的主要功能是运输各种物质。在循环过程中，心脏是血液循环系统的动力器官；血管是血液流经的管道；血液把氧气、营养、激素、抗体等物质运送给各个组织器官，收集二氧化碳和代谢废物，将其通过肺、肾脏、皮肤等器官排出体外。

淋巴循环系统在机体免疫中具有重要作用。流入淋巴管中的组织液，称为淋巴液。淋巴管是淋巴液流经的管道。人体内的淋巴结和淋巴腺能产生淋巴细胞、抗体等，并对淋巴液进行过滤，清洁淋巴液中的异常细胞和病原体。淋巴腺中，脾脏和胸腺除了有免疫功能外，还具有其他功能：脾脏是人体血库，可以储存大量血液；胸腺则具有内分泌功能，分泌胸腺激素及激素类物质。

二、 幼儿循环系统的特点

（一） 血液循环系统

1. 每搏输出量少，心率快

幼儿的心脏肌肉柔嫩，收缩力小，容量小，所以每搏输出量较少。但幼儿又需要大量的氧气和养料进行新陈代谢，因此幼儿的心率较快。在安静时，测量 3～7 岁的幼儿心率约为每分钟 85～105 次。

2. 血压低

血压是血液在血管中流动对血管壁的压力。幼儿由于心肌收缩力小，每搏输出量少，血管管径较粗、管壁薄等原因，其血压较成人低。当幼儿运动过度，易引起低血压，出现头晕、脑缺氧等问题。随着年龄增长，血压才会逐渐升高。

3. 易贫血

幼儿易出现贫血问题，尤其易缺少红细胞。红细胞是由血红蛋白组成的，血红蛋白的主要成分是铁和蛋白质。铁、蛋白质摄入不足，生长发育过快，消化吸收功能差，慢性失血等原因都会导致幼儿贫血。长期贫血的幼儿身材较同龄人矮小，皮肤苍白，心跳、呼吸较快；此外，幼儿往往有精神不振、嗜睡、烦躁不安、注意力不集中等症状。

4. 骨髓功能有变化

幼儿主要造血器官是骨髓。幼儿 5 岁以前全身的骨髓腔内都充满了具有造血功能的红骨髓；5 岁以后，随着生长发育减缓，红骨髓逐渐被无造血功能的黄骨髓所代替。幼儿的骨髓容易因药物、污染、致癌物等因素受到损害。骨髓出现异常可引起白血病。

（二） 淋巴循环系统

1. 免疫能力较弱

在幼儿的颌下、颈部、腋下等处可以触摸到绿豆或黄豆粒大小的淋巴结。幼儿的淋巴系统免疫能力较弱,如果局部病菌感染,会导致感染区附近的淋巴结肿大。感染后如果不及时治疗,容易扩散至人体其他部位。幼儿时期淋巴结直径若超过 0.5 厘米,单个或成串状,触摸时幼儿会哭闹或叫痛,可判断为淋巴结肿大。

卫生·保健加油站

淋巴结肿大与相关疾病

淋巴结肿大部位	相关疾病
颌下	多为口腔内感染,如扁桃体炎、牙周炎、中耳炎等
耳后	多为金黄色葡萄球菌和溶血性链球菌感染,如头皮感染等
颈部	多为扁桃体炎、头皮细菌感染、结核、肿瘤等
腋下	上肢或乳房疾病
腹股沟	下肢、臀部感染
全身各处均肿大	传染病及全身感染,如麻疹、水痘、败血症、淋巴性白血病等

2. 发育迅速

佳佳小观察

晶晶的身体一直不好,常因扁桃体发炎请病假。佳佳想给家长出主意,去医院把晶晶的扁桃体切除。保健老师告诉佳佳,扁桃体是儿童重要的免疫器官,不能轻易切除扁桃体。

幼儿对疾病的免疫主要依靠淋巴系统。淋巴系统在 10 岁左右发育程度约为成人时期的200%,之后功能逐渐退化。4～10 岁时,扁桃体发育达到高峰,这一时期的扁桃体易因发炎而肿胀。在儿童时期,胸腺在机体免疫中扮演着十分重要的作用,它产生免疫细胞,分泌胸腺素,影响着机体细胞免疫的能力。胸腺发育在青春期达到最高峰,20 岁后逐渐退化。

三、幼儿循环系统的卫生保健

（一）科学组织体育活动，增强体质

幼儿的运动量、运动密度及强度要适宜。活动时间按年龄大小进行安排,一次时长不超

过 30 分钟。如果幼儿运动时间过长、运动量过大，循环系统无法向机体各部分提供充足的氧气和营养物质，久而久之会影响幼儿的正常生长发育。运动过程中，注意防寒保暖，及时擦汗。适量的运动可以增强幼儿的体质，帮助预防疾病。

（二）提供均衡合理的饮食

幼儿生长发育过程中，血液量在增加，需要补充铁元素，以防发生缺铁性贫血。富含铁的食物有动物内脏、肉类、海带、紫菜等。同时，注意补充维生素 C，促进肠道对铁的吸收。锌是影响淋巴系统明显的微量元素，除促进胸腺等免疫器官发育外，还能抵抗某些细菌、病毒，从而减少幼儿患病的机会。此外，蛋白质是合成血红蛋白、抗体等物质不可缺少的营养素，也要注意幼儿蛋白质的摄入。

（三）预防循环系统相关疾病

（1）预防贫血，及时治疗慢性失血疾病。

（2）保护心脏，注意患病时休息。患病时过于疲劳，易诱发心肌炎等疾病。

（3）从小预防心脑血管疾病。避免摄入过多高热量、高脂肪食物。

（4）预防白血病，避免幼儿接触有害物质，做好预防接种，保持幼儿身心健康。

（四）衣物宽松舒适

幼儿不宜穿过紧的衣物。紧身衣物会影响血液循环，限制四肢活动。幼儿容易出现手脚冰冷、冻疮等问题。

探索八　动作协调者——神经系统

佳佳实习半年了，她渐渐觉得幼儿园的生活有点枯燥。每天的作息时间都是一样的，只是换换活动，时间长了一点都没有新鲜感。而且每天中午都要午睡，总会有几个小朋友不肯睡觉。佳佳想带那几个不肯睡觉的孩子出去玩，被老师拒绝了。佳佳很疑惑：为什么幼儿园每天的作息都要一样？而且一定要午睡呢？

一、神经系统的组成和功能

人体由功能不同的各器官系统组成，然而，机体的各种功能并不是孤立的。神经系统具有调节功能，使人体成为统一的整体。

神经系统由中枢神经系统和周围神经系统两部分组成。具体见下方框架图。

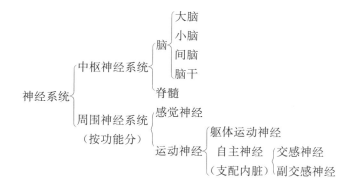

（一）中枢神经系统

中枢神经系统从周围神经系统获得信息，对信息进行分析、判断，随后发出一些指令。

1. 脑

脑由大脑、小脑、间脑和脑干组成。

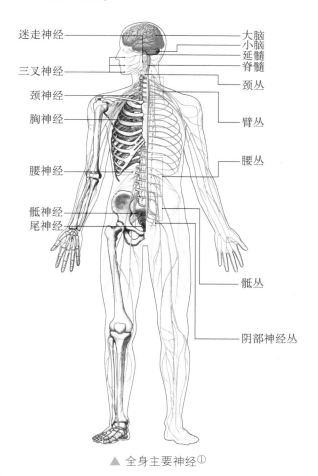

▲ 全身主要神经①

---

① 图片选自：《3D人体解剖图》，辽宁科学技术出版社，2013年9月第1版，第77页。

　　其中，大脑是中枢神经系统的最高级部分，是人体进行思维活动的器官。小脑协调运动系统中肌肉的运动和紧张度，同时保持人体平衡。间脑由丘脑和下丘脑组成，丘脑是信息传入的中转站；下丘脑能释放出调节内分泌腺活动的激素，并与人体内脏活动密切相关。脑干自上而下分为中脑、脑桥和延髓，脑干中包含着许多重要的内脏中枢，如呼吸中枢、循环中枢等。因为脑干极其重要，受损会危及生命，所以又有"生命中枢"之称。

　　2. 脊髓

　　脊髓是中枢神经系统的低级部位，是脑和周围神经系统间信息交流的枢纽，能进行简单的反射活动。

卫生·保健加油站

关于反射的知识

　　脊髓在脑干的帮助下可直接完成一些先天性的反射（又称非条件反射）。如在毫无准备的情况下，有人在你眼前挥一下手，眼睛会不自觉地眨一下。当脊髓受大脑控制时，非条件反射的完成会受到阻碍。如有准备的时候，眨眼反射就可能不发生。非条件反射还有排尿反射、缩手反射、膝跳反射等。

　　脑可以完成后天形成的反射（又称条件反射）。如听到上课铃声走进教室。条件反射是人在日常生活中逐渐形成的反射，可通过一定的训练而形成，也可随时间推移而消失。

（二）周围神经系统

　　周围神经系统主要负责收集、转运信息，将中枢神经系统发出的指令传达至器官。

二、幼儿神经系统的特点

（一）中枢神经系统发育不均衡

　　人在出生时脑干和脊髓已经基本发育成熟，这样保证了人体具有基本的生理功能，以维持生命活动。其他部分发育较晚。如小脑在1岁左右开始发育，3～6岁逐渐发育成熟，四肢活动也逐渐协调。大脑随大脑神经之间的联系增加而发育迅速，并在8岁左右接近成人脑发育水平。

（二）脑需氧量大，受氧气和血糖影响大

　　脑的新陈代谢需要氧气参与。幼儿脑的耗氧量约占全身用氧的一半，成人仅占1/5。幼儿容易因脑缺氧而造成身体不适，长期缺氧会影响脑部发育，导致智力发育障碍。

　　葡萄糖是脑部神经活动的唯一供能物质，来源于碳水化合物的分解。幼儿较成人易发生低血糖，引起低血糖相关症状，如头晕、注意力不集中等，严重者可能出现休克。所以，幼

儿的饮食中要注意碳水化合物的摄入。

（三）大脑皮质易兴奋，易疲劳

佳佳小观察

　　佳佳在班上给小朋友讲故事，讲得正精彩的时候，有一只小鸟停在了班级门口，小朋友们的注意力立即被吸引了。没有人继续听故事了，一双双小眼睛都跟着小鸟转。

　　幼儿的大脑皮质发育不完善，兴奋过程大于抑制过程。在活动中一旦出现新颖的事物，注意力容易转移。年龄越小，这一特点就越显著。如玩玩具时看到动画片，就丢下玩具看动画；听课时，主动注意力维持时间较短，易被外来刺激分散注意力。同时，幼儿的兴奋持续时间不长，脑部神经活动易疲劳，但疲劳后恢复也快。

三、幼儿神经系统的卫生保健

（一）保持室内空气新鲜

　　新鲜的空气富含氧气，对脑的活动有促进作用。大脑供氧不足，一般表现为头晕、头痛、耳鸣、眼花、呼吸和心跳频率加快等，严重者会出现全身皮肤、嘴唇、指甲青紫，昏迷等症状。幼儿长期缺氧，其脑的发育也会受到严重影响，容易导致智力发育不全。因此，幼儿园要建立良好的通风制度，保证室内供氧充足。午睡时注意室内通风，不吹对流风，幼儿不蒙头睡觉。

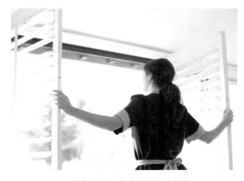

▲ 勤通风，保持空气新鲜

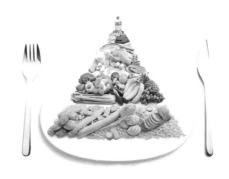

▲ 提供全面合理的营养

（二）提供全面、合理的营养

　　含碳水化合物的食物通过消化可以转变为葡萄糖，从而为脑部提供能量。幼儿的饮食中需要充足的碳水化合物，如谷物、淀粉类食物。不可以让幼儿养成只吃菜不吃饭的习惯。

贫血容易引起脑部缺氧。幼儿最容易发生缺铁性贫血。所以，饮食中也要注意含铁食物的补充。蛋白质、脂类、维生素等营养素也对脑部发育有一定影响，因此幼儿的饮食应当营养全面、合理。

（三）安排合理的生活作息

幼儿的神经系统易兴奋、易疲劳，兴奋持续时间短、疲劳恢复快。因此，不宜长时间进行教学活动，体育活动和安静活动要交替进行，使脑部各个部分能交替工作，避免过度疲劳。每日幼儿园的作息安排要规律，这不仅有助于幼儿条件反射的形成，也能使一日活动有序展开。

睡眠是大脑的休息时间，幼儿需要充足的睡眠，以消除疲劳，保持良好的精神状态。3～6岁的幼儿一天需要两次睡眠，午睡2～2.5小时，夜间睡眠10小时。

（四）锻炼神经系统各方面的能力

幼儿神经系统各方面的能力尚未发育成熟，需要安排丰富多彩的活动，以促进智力和运动能力等方面的发展。在早期教育中要注意幼儿良好习惯的养成，这有助于日后生活与学习。日常活动中，要让幼儿了解生活常识，认识身边的危险因素，有一定自我保护意识。此外，可以引导幼儿做力所能及的事，如扣纽扣、系鞋带等，既能锻炼幼儿的动手能力又能培养其自理能力。

探索九　化学信使——内分泌系统

大班有位小朋友小丁，比其他小朋友矮大半个头，一年身高增长不足5厘米。小丁的父母都很高，小丁体形正常，饮食、睡眠等生活各方面也都很正常，但就是身高增长缓慢。小丁怎么了呢？

家长发现了小丁的身高异常，带去医院一检查发现是内分泌系统出了问题，要通过激素治疗的方法帮助小丁长高。

一、内分泌系统的组成和功能

内分泌系统和神经系统共同组成了人体统一的调节和控制系统，实现了人体内部各器官、系统的协调统一活动及对外界环境的适应。与神经系统的调节方式不同，内分泌系统通过腺体释放一类化学物质——激素，作用于特定的组织细胞，从而发挥其调节作用。

人体主要内分泌腺有脑垂体、松果体、甲状腺、肾上腺、胰岛、胸腺、性腺等。下面介绍几

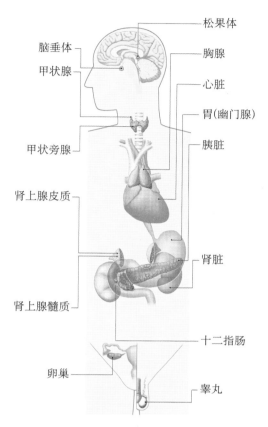

脑垂体

甲状腺

甲状旁腺

肾上腺皮质

肾上腺髓质

卵巢

松果体

胸腺

心脏

胃(幽门腺)

胰脏

肾脏

十二指肠

睾丸

▲ 全身主要内分泌器官①

类内分泌腺体及其分泌的激素。

（一）脑垂体

脑垂体是人体最重要的内分泌腺,位于下丘脑下方,呈椭圆形。

脑垂体能够分泌多种激素,主要有生长激素、促甲状腺激素、促肾上腺皮质激素、促性腺激素、催乳素等。脑垂体分泌的几类促激素能调节其他内分泌腺的活动,因而有"内分泌之王"的称号。

在上述几种激素中,生长素对幼儿的影响非常大。生长素能促进体内物质代谢,从而促进人体的生长。生长素分泌不足或缺乏的幼儿生长都会出现明显障碍,身材会比正常幼儿矮,成年后身高一般低于120厘米,这类疾病被称为侏儒症。生长素分泌过多的幼儿过度生长,身材高大,可达2米以上,食欲亢进,这类疾病被称为巨人症。

① 图片选自:《3D人体解剖图》,辽宁科学技术出版社,2013年9月第1版,第73页。

（二） 甲状腺

甲状腺位于颈部前方，呈蝴蝶形。

甲状腺分泌甲状腺激素，甲状腺素的主要功能是促进物质与能量的代谢，从而促进幼儿的生长发育。碘是甲状腺合成甲状腺素必不可少的原料。

胎儿期或婴幼儿期甲状腺素不足，会影响到婴幼儿神经系统和骨骼的发育，使幼儿患上呆小症。患儿主要症状为身材矮小，下肢短，智力障碍。甲状腺素分泌过多被称为甲状腺功能亢进，简称"甲亢"。甲亢者会出现极度兴奋，注意力不集中，眼球外凸，出汗，进食和大便次数增多，但同时体重减轻的病症。

（三） 胰腺

胰腺位于胃的正后方，形似手枪。

胰腺中有胰岛负责分泌激素，分泌的激素主要有胰岛素和胰高血糖素。胰岛素和胰高血糖素的主要功能是调节体内糖、蛋白质和脂肪代谢，维持正常的血糖水平。胰岛素负责促进合成代谢，降低血液中糖的含量；胰高血糖素则负责促进分解代谢，使血糖升高。

缺乏胰岛素会使血糖高于正常值，从而出现尿液中含糖分的现象，通常称之为糖尿病。糖尿病患者最突出的症状是"三多一少"，多饮，多食，多尿，体重减轻。反之，胰岛素过多，患者会出现低血糖，主要症状有头晕，乏力，面色苍白，四肢酸软无力，严重者意识模糊甚至昏迷。

（四） 松果体

松果体位于中脑前丘与丘脑之间，呈圆锥形。松果体在幼年时比较发达，到青春期时松果体则开始逐渐萎缩并钙化。

松果体主要分泌褪黑素。褪黑素又称为黑素细胞凝集素，俗称脑白金。其主要功能是促进睡眠和抑制性腺发育。褪黑素的分泌与光照密切相关，松果体会根据眼球感受到的光量决定褪黑素的分泌量。在黑暗的环境下，褪黑素分泌较多，促使人进入睡眠状态。褪黑素还可抑制性腺活动，防止性早熟。

二、 幼儿内分泌系统的特点

（一） 夜间睡眠中生长素分泌多

正常情况下，人在幼儿时期生长素分泌较多。在一天的不同时段中，尤以在夜晚入睡后分泌最多。生长素在幼儿进入深度睡眠后有一个分泌的大高峰及几个小高峰。生长素分泌的多少会影响幼儿的生长发育。

（二） 甲状腺素缺乏对智力发育的影响大

在婴幼儿时期，甲状腺素对神经系统和骨骼的发育都有着重要作用。缺乏甲状腺素的儿童在智力和身高上都会落后于正常同龄儿童。甲状腺素缺乏的原因有很多种，如母亲怀孕期间缺乏碘，幼儿出生后碘摄入不足，甲状腺生长发育不良，甲状腺素合成异常等。

（三）　体内性激素合成和分泌较少

性激素的功能主要是促进性器官成熟,维持其功能和促进第二性征的发育,由性腺、肾上腺皮质等部位合成。在七岁以前,分泌性激素的性腺尚未发育完全,尚不具备合成和分泌能力。性激素的合成和分泌主要由肾上腺皮质完成,其合成量甚微。因此,男女儿童的性激素水平并无明显差别,也没有第二性征的差异。

（四）　褪黑素分泌较多

松果体在幼儿期较发达,这期间松果体分泌的褪黑素也较多。3～5岁的幼儿,松果体分泌褪黑激素的量最高。这有助于幼儿在黑暗中迅速入睡且拥有高质量的睡眠,以尽快消除机体疲劳,保证幼儿次日能够精力充沛地投入到一日活动中去。

三、　幼儿内分泌系统的卫生保健

（一）　安排合理的生活作息

睡眠充足与否会影响生长素的分泌量,最明显的表现在身高方面,睡眠不足的儿童往往身高相比同龄人较矮。因此,每天安排规律的睡眠时间,保证幼儿拥有充足的睡眠,有利于幼儿的生长。按时睡觉的幼儿入睡后褪黑素分泌量相对更大,睡眠质量更高,能够早起,且精神状态良好。建议睡眠时间安排在晚上9点到次日早晨7点。

（二）　注意科学的饮食

均衡的膳食对于内分泌系统的生长发育和功能都有很大的帮助。各类营养素,如糖类、蛋白质、胆固醇、脂肪酸、碘、维生素D、维生素E等,都影响着内分泌系统的正常功能。

营养素要按照日常饮食的特点进行补充。如碘是甲状腺合成甲状腺素必不可少的原料,在盐和海产品中含量丰富。沿海地区因饮食、饮水中含碘,一般不存在碘缺乏的问题,但内陆地区,尤其是山区,则需要通过加碘食盐和吃海产类食物补充。

幼儿要慎用类固醇药物,避免摄入含激素类的食物,以防性早熟及内分泌失调等问题。不同年龄段各营养素的需求也不同,注意按需供给。

（三）　帮助幼儿调适心情

心理压力过大会影响内分泌系统的正常工作,导致内分泌失调等问题。要使幼儿保持良好的心情,成人要教会幼儿调适自己的心情,能够正确释放压力,用适当的方式表达心情,尽量不要使用暴力的方式解决情绪问题。作为保教人员,也要注意调适自己的心情,不将幼儿当"出气筒"。同时,幼儿出现心理或行为异常时,了解幼儿各方面的情况,及时与家长联系,家园合作,做好相关保教工作。

（四）　重视内分泌疾病

内分泌系统出现问题会影响幼儿各方面的生长发育,发现异常情况,要及时就医。越早发现,治疗效果往往越好。

卫生·保健加油站

与激素相关的疾病

激素类别	相关疾病		主要症状
生长素	过少：侏儒症		生长发育停滞，身材矮小
	过多：巨人症		过度生长，身材高大，食欲亢进
褪黑素	过少：性早熟		儿童提前发育，出现第二性征
甲状腺素	过少：呆小症（克汀病）		身材矮小，智力障碍
	过多：甲亢		甲状腺肿大，过度兴奋，出汗，突眼
胰岛素	过少：糖尿病		多饮，多食，多尿，体重减轻
	过多：低血糖		头晕，乏力
性激素	过多：性早熟		儿童提前发育，出现第二性征

探索十　身体的"城墙"——皮肤

冬天，东东在户外活动时跑来跑去，出了很多汗。佳佳怕他太热，就帮他把外套脱了，让他继续去玩。没想到，过了几分钟，东东流着鼻涕跑回来了。陈老师连忙帮东东穿上外套，给他在背后垫了块干毛巾。佳佳很疑惑：东东前面还大汗淋漓的，怎么一会儿就流鼻涕了呢？

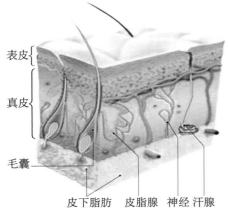

表皮

真皮

毛囊

皮下脂肪　皮脂腺　神经　汗腺

▲ 皮肤的组成

一、皮肤的组成和功能

（一）组成

皮肤由表皮、真皮、皮下组织及一些附属物组成，附属物主要有毛发、汗腺、皮脂腺、指甲、趾甲等。

（二）功能

1. 保护功能

皮肤覆盖于人体表面，把人体内部环境和外界环境分开。皮肤能够防止体内的水分、无机盐等物质的流失，同时阻挡来自外界的各种伤害，从而保护人体内环境的稳定。表皮最外层的角质层能够阻挡微生物入侵，抵御一些损伤；表皮内层有黑色素层，能吸收阳光中的紫外线，防止人体内受到紫外线伤害。皮下组织由脂肪组成，它能和真皮层一起缓冲外界的挤压和冲击，保护内脏器官。

2. 感觉功能

皮肤中分布着丰富的神经末梢，可分别感受温度觉、痛觉、触觉、压觉等。温度觉可以帮助我们防烫伤、冻伤。痛觉告知我们快要或者已经受到伤害。触觉可以让我们感知外界世界，知道物质的形状、属性等。指腹是触觉最灵敏的地方。

3. 调节体温

皮肤在感受外界温度的同时，也能调节人体体温。当外界温度过高时，皮肤会通过流汗、张开毛孔等方式散热；当感觉寒冷时，毛孔会缩小，以减少散热。皮下脂肪也能起到保暖的功能。

4. 吸收功能

皮肤能够选择性地吸收外界的一些物质，如水分、水溶性物质、脂类等。护肤品和外用药涂抹后会透过皮肤被吸收。如果护肤品原料中含有重金属的话，长期使用会对人体造成严重伤害。因此，涂抹于皮肤上的物质，要慎重选用。

5. 分泌功能

皮肤能够分泌汗液和皮脂。汗液中含有大量的水分，少量无机盐和尿素等代谢产物。汗液能够清洁皮肤，帮助散热。

6. 代谢功能

人体皮下有一类胆固醇，经过紫外线照射能够转化为维生素 D，帮助钙、磷的吸收，预防佝偻病。

皮肤的结构和功能

二、幼儿皮肤的特点

（一）皮肤保护功能较差

幼儿皮肤柔嫩，容易受损。受损后，不注意清洁，就会感染。皮肤中黑色素少，不能有效抵抗紫外线。另外，幼儿的皮下脂肪薄，对于外力冲击的承受力差，容易导致皮肤破损。

（二）皮肤调节体温能力差

幼儿皮下血管多，皮下脂肪薄，散热速度快，当外界气温较低时，容易受凉，所以冬季户外运动时，不能轻易脱衣服。幼儿的汗腺发育尚未完善，外界温度过高时，排出热量能力有限，因此在夏季，幼儿易因散热不良、体温高而导致中暑。

（三） 皮肤渗透吸收能力强

幼儿的皮肤较成人薄，皮肤下血管丰富，表皮上的物质容易透过表皮进入血管。汞、铅、大量的酒精等对人体有毒害的物质也容易进入幼儿体内，危害他们的健康。

三、 幼儿皮肤的卫生保健

（一） 保持皮肤的清洁卫生

保护皮肤最重要的是保持皮肤清洁，因为皮肤是身体第一道"屏障"，暴露在外容易受到病菌的侵犯。因此，要经常给幼儿洗手、洗脸、洗头、洗脚、洗澡，及时更换、清洗衣物。夏季注意防暑降温，对易长痱子的幼儿，清洁皮肤后要使用适量痱子粉。冬季洗脸、洗手后要涂抹儿童用护肤品，以保护皮肤。卧具要保持清洁卫生，勤洗晒。易出汗的幼儿在活动前、睡前可在背后垫上干毛巾，保持皮肤干燥。

及时修剪指甲，避免指甲中隐藏细菌；保持指甲边缘光滑圆润，防止指甲伤己、伤人。

 卫生·保健加油站

幼儿洗澡的相关知识

洗澡次数：夏季每天洗 2～3 次，冬季每 2～3 天洗一次。

洗澡水温：控制在 37℃ 左右。

洗澡室温：25℃ 左右。夏季，风、电扇、空调不直吹幼儿。

洗澡用品：毛巾、肥皂（沐浴露或洗发露）、换洗衣物、花露水（夏季）、润肤露（冬季）。

（二） 防止皮肤的意外损伤

皮肤是人体的第一道防线，如果出现破损，外界的异物、细菌等容易乘虚而入。皮肤受损后，如不正确处理，易留下疤痕或永久损伤，使幼儿的身心受到伤害。因此，在一日活动中尽量避免幼儿发生摔伤、划伤、刺伤、烫伤、烧伤、冻伤等意外伤害。注意各方面的活动安全，如幼儿日常活动的玩具、服装等物品不宜有尖角、快口、烫手的食物不出现在幼儿活动的场所等。受伤后，及时正确处理，注意伤口清洁，避免发生感染；伤口结痂时，教育幼儿不要用手抠挖，以免愈合时间推迟，且易留疤痕。夏季户外活动要避开阳光强烈的时段，防幼儿晒伤、中暑；并涂抹蚊不叮、花露水等，以防蚊虫叮咬。

（三） 注意适宜的衣着打扮

幼儿的内衣面料应当选用纯棉制品，穿着舒适，对皮肤刺激小。夏季，宜穿吸汗、透气性能好的衣物，注意松紧适度，不阻碍毛孔透气。气温变化时及时增减衣服，冬季注意保暖。另外，幼儿的护肤品、化妆品最好选用温和、天然、无刺激、保质期内的产品，不宜为幼儿打耳洞、烫发。

（四）进行"三浴锻炼"

皮肤调节体温的能力能够在冷热刺激中进行锻炼。所以，应当科学、合理、及时地利用空气、阳光和水这三种自然条件，进行"三浴锻炼"。户外活动、嬉水、冷水洗脸、开窗通风等都能增强皮肤对冷热刺激的适应，提高身体的免疫力。

探索十一　感觉器官

佳佳发现班级里的诺诺最近戴了一副眼镜，佳佳夸诺诺的眼镜真漂亮，可是诺诺却嘟着嘴巴说："一点都不好看，妈妈说一定要戴，不然我的眼睛就要瞎掉了，再也看不到其他东西。"佳佳向陈老师了解情况，原来诺诺在体检中检查出来裸眼视力低下，要配镜矫正视力。佳佳还了解到视力不良幼儿占全园人数的 7.97%，这个比例让佳佳吓一跳，原来有这么多视力不好的孩子。佳佳不禁想：怎么样才能帮助视力不良的幼儿呢？我在日常工作中怎么样才能护理好幼儿的"心灵窗户"呢？

一、眼的保健

（一）注意用眼卫生

幼儿用眼时环境光线要适宜，光线不宜太暗、太亮，以免损伤眼睛。幼儿姿势要端正，眼睛和桌面的距离控制在 30 厘米左右。注意控制幼儿用眼时间，每次不宜超过 30 分钟，避免过度疲劳。给幼儿的读物要选择字体、图案清晰，适宜其年龄的。

（二）发展辨色能力

幼儿辨别色彩的能力还在逐步发展。为幼儿准备的玩具颜色要鲜艳、多彩。成人要教会幼儿区别相近的颜色。

（三）定期检查视力

视力的检查宜半年一次，及时发现幼儿的视力问题，对于早期治疗很有帮助。平时也要关注幼儿的行为举止，如经常发生无故摔跤、眯眼视物等问题要加以重视。

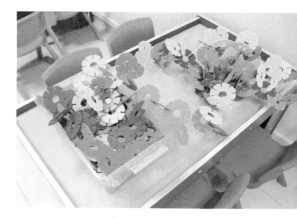

▲ 幼儿玩具颜色鲜艳

（四） 预防眼科疾病和伤害

注意预防弱视、近视问题。教育幼儿不要用脏手揉眼，使用自己的专用毛巾、手帕、脸盆等，不玩危险物品如爆竹、竹签等。保教人员在工作中也要做好防范工作，并及时提醒幼儿。

二、 耳的保健

（一） 注意用耳卫生

幼儿听力敏锐，要注意保护。托幼机构的环境以安静为宜，播放音乐和广播时控制音量，并教育幼儿不要大喊大叫。叮嘱家长给幼儿清洁外耳道时不要过于用力，以免损伤外耳道或者鼓膜。

（二） 发展听觉能力

托幼机构应当经常组织发展听力的活动，如欣赏音乐、聆听动物叫声、风声、雨声等，对幼儿的听觉分化很有好处。

（三） 预防耳科疾病

中耳炎是危害幼儿听力健康的一大杀手，及时发现幼儿的听力异常，并教会幼儿擤鼻涕的正确方法是很重要的。日常生活中，防止幼儿的外耳道有异物，洗头、游泳后清洁外耳道积水，注意教育幼儿不要将物体塞入耳中。

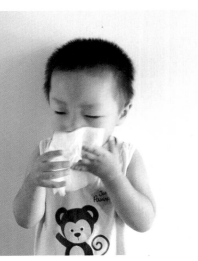

▲ 教会幼儿正确擤鼻涕

三、舌

（一） 注意用舌卫生

幼儿的饮食要注意温度，防舌头烫伤，影响味觉和食欲。

（二） 发展味觉能力

婴幼儿因母乳甜，较喜欢甜食。培养幼儿味觉可以令其品尝其他几类味道，如酸、苦、咸等，从量少到量多，使其逐步适应，避免幼儿因不喜欢某种味道而发生挑食、偏食的情况。但也要注意幼儿饮食中的调味料不可添加过多。

四、鼻

（一） 注意用鼻卫生

鼻腔内部能够分泌黏液，帮助阻挡吸入的灰尘。为幼儿清洁鼻孔要注意卫生、安全，用干净的棉签进行清洁。不要让幼儿用脏手抠鼻。教幼儿闻花香的正确方法，不要用鼻子凑近用力吸，应当离花有一段距离，用手送花香。

（二）发展嗅觉能力

幼儿嗅觉基本发育完善，能够辨别气味。日常生活中可以教幼儿识别气味，教幼儿辨别变质食物可以保护幼儿以防食物中毒。

综合任务

1. 以小组为单位，选择第一模块中任一个探索内容，以健康教育为主题，设计一份主题海报，内容童趣，图文并茂，易于幼儿理解。

2. 完成以下简答题：

（1）幼儿的骨与成人有哪些不同？

（2）哪些原因造成了幼儿消化能力弱？

（3）为什么要保持幼儿园的室内空气新鲜？

（4）哪些因素会造成幼儿性早熟？简述并举例。

模块二　幼儿生长发育

学习目标

通过本模块的学习,了解生长、发育的概念以及儿童年龄阶段的划分,掌握幼儿生长发育的规律,理解影响幼儿生长发育的因素,能正确测量儿童身高、体重、胸围、头围等形态指标,能根据健康检查做出简单的评价。

学习背景

婴幼儿时期,是一个在不停生长发育的阶段。生长和发育既是两个截然不同的概念,又是密不可分的。我们幼儿保教工作者应该掌握幼儿生长发育的特点及规律,有针对性地开展卫生保健工作,促进幼儿健康成长。

探索一　幼儿生长发育概述

　　佳佳发现今天豆豆穿的衣服特别大,看上去晃荡晃荡的。佳佳向陈老师说起这件事情,陈老师表扬了佳佳善于观察,同时又引导佳佳仔细看豆豆的袖子,佳佳惊奇地发现袖子对豆豆来说不是很长,可衣服怎么显得这么不合身呢? 陈老师告诉佳佳:"这一时期的幼儿四肢增长较快,用老话说叫'抽条',但是体重每年只增加 1.5~2 千克,所以班级里有些个高的小朋友,身体显得又瘦又长,家长买衣服的时候也会遇到买大一码嫌大、买小一码嫌袖子短的尴尬。"

一、生长、发育及成熟

　　人的生长发育是指从受精卵到成人的成熟过程。生长和发育是儿童不同于成人的重要特点,我们要关注幼儿的成长,为幼儿提供良好的生长环境,为家长提供专业的教养指导,促进幼儿健康成长。

　　生长是儿童身体器官、系统和身体形态上的变化,以身高(身长)、体重、头围、胸围等体格测量表示,是量的增加;发育是指细胞、组织、器官的分化与功能成熟,是机体在质的方面的变化。生长和发育两者紧密相关,生长是发育的物质基础,生长的量的变化可在一定程度上反映身体器官、系统的成熟状况。

二、儿童年龄阶段的划分及各阶段的保健要点

儿童的生长发育是一个连续的过程,但各年龄生长发育各有特点,应该根据每个阶段不同的生理、心理特点实施适宜的卫生保健,促进幼儿的生长发育。在实际工作中,幼儿园中主要是 7 岁以下的儿童,因此将 7 岁以下儿童划分为五个阶段,以便熟悉掌握。

(一) 胎儿期

从受孕至胎儿出生,约 280 天,称为胎儿期。这一时期的胎儿完全依赖母体生存,组织器官正在形成,母体的健康、营养、卫生环境等均可影响胎儿的生长发育。

在这一时期,孕妇生活要有规律,保持情绪愉快,饮食注意合理营养;避免接触有毒、有害物质;定期进行孕期检查,保证胎儿的正常生长发育。

(二) 新生儿期

从出生至不满 28 天,称为新生儿期。这一时期的特点是,新生儿从胎内依赖母体生活转到胎外独立生活,面临着内外环境的巨变,器官的发育和生理功能都需要进一步完善。

这一时期要为新生儿提供舒适、干净、整洁的环境;提倡母乳喂养;为新生儿选择合适的衣物,注意保暖;注意这一时期的清洁护理,防止感染,做好预防接种和新生儿筛查。

(三) 婴儿期

从出生 29 天至 1 周岁,称为婴儿期,亦称乳儿期。此时期是小儿生长发育的第一个高峰期。小儿在这一年中身长增长 50%,体重增长 2.2 倍,头围增加 12 厘米。这样迅速的生长发育对营养要求高,蛋白质和热能需要量大。同时小儿来自母体的免疫力逐渐减少,自身的免疫系统尚在形成中,对疾病的抵抗力较弱。

这一时期要哺乳与辅食交替,注意合理喂养;要重视传染病的预防,按时进行预防接种和健康检查;加强教养和训练,以促进体格生长,增强机体抵抗力。

(四) 幼儿前期

从出生 1 周岁至不满 3 周岁,称为幼儿前期。这一时期的小儿体格生长比婴儿期相对减慢,但随着幼儿生活范围的扩大以及接触事物的增多,促进了语言、思维和交往能力的发展,智能在这个阶段发育较快。这一阶段,小儿的免疫力仍然比较低,容易患常见病、多发病和传染病。由于好奇心和识别危险的能力较差以及运动能力的不完善,容易发生危险。

这一时期要根据幼儿的年龄特点开展适宜的早期教育,养成良好的生活习惯;继续做好疾病的预防工作,加强预防接种;为幼儿提供足够、合理的营养;成人多加保护,加强安全教

育,预防意外事故的发生。

（五）幼儿期

从3周岁至6、7岁,对应于幼儿园阶段,也是我们学前教育专业学生以后要服务的对象。这一时期的特点是小儿中枢神经系统的功能逐渐完善,思维能力发展快,求知欲强,好奇、好问,模仿性强,运动的协调能力逐渐完善,对疾病抵抗能力也有所增强,但因生活范围扩大,接触疾病和受伤的机会增多。

这一时期要为小儿提供足够的活动空间、活动机会,加强体格锻炼,增强体质;同时要重视安全教育和卫生习惯的培养,定期对小儿进行体格检查,积极开展各项保健工作。

卫生·保健加油站

通常幼儿园各班年龄段划分标准为:小班:3、4岁~4、5岁,中班:4、5岁~5、6岁,大班:5、6岁~6、7岁。

探索二　幼儿生长发育的规律

9月份新生入园的热闹结束后,很快到了10月下旬。随着季节的转变,班上有很多小朋友都感冒了。有些小朋友感冒好了,回到幼儿园没有几天,又开始发烧、咳嗽了。佳佳看着很着急,陈老师告诉她,小班幼儿由于年龄小,抵抗力弱,容易在换季的时候生病,而且容易交叉感染,到了中、大班情况就会好很多。佳佳有点疑惑:真的是这样的吗?她在空余时间去一个中班看了一下,果然出勤率高很多。

生长发育是发生在人身上的一个极为复杂的现象,虽在此过程中,儿童受到生活、营养、体育锻炼、疾病以及遗传因素的影响,呈现出明显的个体差异,但一般的规律还是存在的。保教人员要了解儿童生长发育的共同规律和个体差异,创设各种有利条件,提供适宜的卫生保健,增进幼儿的健康。

一、生长发育的连续性和阶段性

幼儿的生长发育是一个连续的、统一的和完整的过程,在这个过程中有不明显的、细小的量的变化,也有显著的质的变化。量变和质变经常同时在进行着,但是各有一定的缓急阶段。如手的动作发育,出生时只会无意识地乱抓;4~5个月时,能有意识地拿东西,抓玩具,但只能用全手一把抓;9~10个月时可以用拇指、食指指端取物;小班幼儿用勺子进餐;中班开始幼儿学习用筷子进餐。从中我们可以发现,幼儿每一个年龄阶段都有各自的特点,阶段和阶段之间相互联系,不可分割:后一阶段的发育必须在前一阶段的基础上得以发展,不能跳跃进行,任何一个阶段的发育受到阻碍都会对后一阶段的发育产生不良的影响。

二、 生长发育的程序性

　　幼儿身体各部分的生长发育有一定的程序,一般遵循由上到下、由近到远、由粗到细、由低级到高级、由简单到复杂的规律。具体为:

　　(1)头尾规律。头部的发育先于四肢。

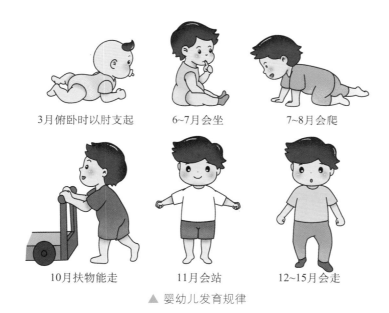

3月俯卧时以肘支起　　　　6~7月会坐　　　　7~8月会爬

10月扶物能走　　　　11月会站　　　　12~15月会走

▲ 婴幼儿发育规律

　　动作发育的顺序,首先是头部的运动(抬头、转头),以后发展到上肢(取物),再发展到躯干(翻身与直坐),最后发展到下肢的活动(爬、立、行),这个由头部开始逐渐延伸到下肢的发展趋向叫"头尾发展规律"。

　　(2)由近到远。先抬肩,后手指活动。

　　(3)由粗到细。先出现粗大动作,后出现细小动作。

　　(4)由低级到高级。先感知,后分析判断。

　　(5)由简单到复杂。先学会发单音,后会词组、句子。

卫生·保健加油站

幼儿大动作或躯体动作发展的大致时间表如下①：

2～3岁：走路更有节奏；由疾走转变为跑；做跃起、向前跳跃和接物动作时上身动作仍显得僵硬；能边走边推玩具小车，但经常把不住方向。

3～4岁：能双脚交替地上楼梯，但下楼梯时用单脚引导下；当做向上、向前跳跃动作时上身显得较灵活；有点依靠上身做扔物和接物的动作，仍然需要依靠胸部才能接住一个球；能双手扶把踩三轮小童车。

4～5岁：能双脚交替地下楼梯；能跑得很稳；能用单足飞快地跳跃；能依靠躯体的转动和改变双脚的重心去扔球；仅依靠双手就能接住球；能飞快地踩三轮童车，方向也把得很稳。

5～6岁：奔跑的速度越来越快；飞跑时也跑得很稳；能做真正的跳跃运动；表现成熟的扔物和接物动作模式；能踩带有训练轮子的自行车。

幼儿精细动作发展的时间表如下：

2～3岁：能做简单的穿衣和脱衣的动作；会拉开和拉上大的衣服拉链；能成功地用小匙吃饭。

3～4岁：会扣上和打开衣服扣子；已学会自己吃饭；会使用剪刀；会模仿画出垂直的线段和圆圈；开始会画人，但画出的是蝌蚪式的人。

4～5岁：能用剪刀按直线剪东西；能模仿画出矩形、十字形；会写字母。

5～6岁：会系鞋带；画人能画出人体的六个部分（头、躯干、双手和双脚）；能模仿写出数字和简单的字。

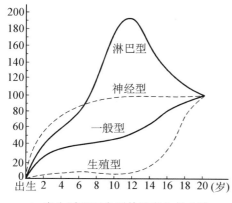

▲ 出生后不同类型的器官生长曲线

三、身体与组织器官生长发育的不均衡性

生长发育贯穿卵细胞受精到人的发育成熟。人体的生长发育是快慢交替的，发育速度曲线呈波浪式上升。这期间有两次生长突增高峰，第一次在胎儿期，第二次在青春发育初期。

身体各部分的生长速度并不完全相同，因此，各部分的增长幅度也不一样。如在出生后的整个生长发育过程中，头颅增加1倍，躯干增加2倍，上肢增加3倍，下肢增加4倍。身体形态从出生时的头颅特大、躯干较长和四肢短小，发育到成人时的头颅较

① 资料来源：方富熹，方格，林佩芬：《幼儿认知发展与教育》，北京师范大学出版社，2003年，第61页。

小、躯干较短和四肢较长。

身体各系统的发育也不均衡，呈现出不同的发育趋势。如神经系统发育得最早，儿童在6岁时脑重已达成人的90％；淋巴系统的发育也较早，但到10岁以后就逐渐退化；而生殖系统在出生头10年里几乎没有什么发育，到青春期迅速发育，并很快达到成人水平；呼吸、循环、消化等系统发育与体格生长平行。

四、生长发育的相互关联性

幼儿身体各系统的发育时间和速度虽然各有不同，但人体是一个完整的统一体，各个系统的发育是彼此密切关联的，某一器官的发育可以促进另一器官的发育。如适当的体育锻炼不仅能促进骨骼肌肉的发育，也能促进呼吸系统、循环系统和神经系统的发育。

同时，儿童的生理发育与心理发育密切相关。生理发育是心理发育的载体，是物质基础；反过来心理的发展也会影响生理功能。

五、生长发育的个体差异性

俗话说，世界上没有两片完全相同的树叶。儿童的生长发育存在着明显的差异，无论是身体的形态还是机体的功能都存在着明显的个体差异，表现出高矮胖瘦、智愚强弱之别。儿童的生长发育受到先天因素和后天因素的影响，没有两个幼儿的发育水平和发育过程是完全一样的。

因此，在评价一个儿童的生长发育时，不能简单地将其指标数据同标准平均数进行比较，而应该全面考虑各种因素，将他们以往的情况与现在的情况进行比较，只要他在原有的基础上按正常的速度长高增重，即使没有达到所谓的平均标准，也不能说是不正常。

探索三　影响幼儿生长发育的因素

佳佳实习的班级里有一对龙凤胎，姐弟两个长得很相似，但是体型却完全不一样，弟弟比姐姐整整小了一号。佳佳从陈老师那里了解到，这对龙凤胎是早产儿，姐弟俩在出生时就有明显的差异，姐姐发育较好，弟弟虽不挑食但吸收功能比较差。佳佳算是亲眼见识了，龙凤胎也有这么大的差别，看来幼儿的生长发育受到诸多因素的影响。

幼儿的生长发育是先天遗传和后天环境中各种因素相互作用的结果。幼儿的生长发育很大程度取决于遗传基因，同时也与营养、运动等后天因素密不可分。先天遗传决定生长发育可能达到的范畴；后天环境会影响生长潜力的发挥，决定发育的速度和最终达到的程度。

一、先天因素

先天遗传因素是影响生长发育的最基本的因素。幼儿生长发育的特征、潜力、趋向、限度都受父母双方遗传因素的影响，遗传性疾病对生长发育也有影响。

生长发育的各项形态指标和生理指标，如身高、体重、体型、皮下脂肪、血压等都有不同程度的遗传倾向，其中身高的遗传倾向更为明显，如矮身材的父母的孩子大多数比高个子父母的孩子要矮。但外部条件也不容忽视，通过加强锻炼、营养以及疾病的预防等可以在原来的遗传基础上得以改善和提高。

另外，性别和内分泌也是影响幼儿生长发育的重要先天因素，如一般同年龄的男孩比女孩高、比女孩重，但女孩比男孩更早进入青春期；脑垂体、甲状腺等内分泌器官及激素都与儿童生长发育有关；大脑发育不全或内分泌器官发育异常都会严重影响儿童的生长发育。

二、后天因素

（一）营养

充足合理的营养是幼儿生长发育的基石。儿童必须不断从外界吸收足够的各种营养素，尤其是优质的蛋白质和热能以保证生长发育。如果热能、蛋白质不足，将导致小儿体重、身高以及智能的发育受到影响；而营养过剩或不平衡会导致肥胖，同样对幼儿的身心健康不利。

（二）体育锻炼和劳动

体育锻炼是促进幼儿生长发育，同时增强体质、增进健康的积极措施。体育锻炼可以加快机体的新陈代谢，提高呼吸、运动和心血管系统的功能，尤其能促进肌肉、骨骼和关节的发育。因此，幼儿经常参加体育锻炼，不仅可使肌纤维变粗，肌肉重量增加，而且还能促进骨骼的生长发育，促进韧带、关节的发育。同时，科学指导儿童的锻炼强度、时间和方式，可以消耗儿童体内储存的多余能量，是防治儿童肥胖的有效手段之一。

（三）生活制度

有规律、有节奏的生活制度，可以保证儿童定时进餐，拥有充足的睡眠和足够的户外活动时间，并组织适当的学习和游戏，使儿童的一日生活在动静交替、快慢有序的节奏中得以展开。合理的生活制度有利于儿童身体各部分得到适当的活动和休息，促进儿童的生长发育。

（四）疾病

疾病对生长发育有直接影响。不同的疾病对生长发育的影响程度不同，这取决于疾病涉及的部位、病程的长短和疾病的严重程度。如肠胃道疾病影响儿童对食物的消化、吸收；

一些急性传染病如流脑、乙脑、灰质炎等,不仅会造成严重的后遗症,还会威胁儿童的生命。

因此,积极防治儿童常见病、传染病和寄生虫病,对保证儿童的正常生长发育十分重要。

(五) 季节与气候

俗话说,五月长高,十月长膘。儿童期的生长发育受季节变化影响较大。一般来说,三月份到五月份,儿童身高增长是九、十月间的2倍之多。秋天是丰收的季节,也是儿童体重增长较快的时节,而在炎炎夏日,儿童体重还有减轻的趋势。

(六) 社会因素

社会因素对儿童生长发育的影响是综合性的。经济水平直接影响着儿童的营养、居住条件、医疗卫生保健等影响儿童生长发育的因素;教养观念和养育知识的普及程度也会对生长发育造成影响;一些调查表明,同等水准的经济条件下,家庭人口的多少尤其是子女的多少,对儿童生长也有一定的影响。

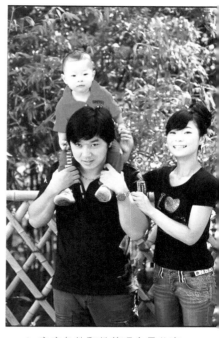

▲ 家庭条件和教养观念是儿童生长发育的重要影响因素

探索四　幼儿身体生长发育的测量

佳佳今天配合保健老师,为班级的幼儿测量体重。佳佳在学校里学过理论知识,也为模拟娃娃测量过体重。可是到了实战,佳佳有点手忙脚乱了,小朋友们叽叽喳喳的说话声音,让佳佳不是忘记调节秤,就是忘了记录。佳佳心里嘀咕:给小朋友测量体重怎么这么难?

一、 做好健康检查

幼儿的健康检查包括新入园健康检查以及定期体格检查。

(一) 新入园幼儿的检查

(1) 幼儿在入园前必须进行全身体格检查,经检查合格后才能入园。健康检查表上的项目应填写完整正确,体检一个月内有效。

(2) 幼儿入园时应将健康检查表和预防接种证交幼儿园。

(3) 对有传染病接触史的幼儿,必须经过医学观察,观察期满且无症状再做检查,正常者可入园所。同时要了解幼儿疾病史、传染病史、过敏史、家庭史和生活习惯等。

（二） 定期体格检查

（1）幼儿入园后应定期体检，体检次数根据幼儿的年龄设置：1 岁至不满 3 岁每半年一次，3 岁以上每年一次，每次均应按常规进行全面体检。

（2）3 岁以上幼儿每半年测身高体重一次，每学期查视力一次，所有在园的幼儿每年查血红蛋白一次。

（3）定期体检后要进行幼儿健康状况分析评价和疾病统计，发现疾病或缺点及时矫治。

二、 检查和测量的指标

（一） 形态指标

生长发育的形态指标是指身体及其各部分在形态上可以测出的各种量度（如长、宽、围度及重量等）。评价幼儿的生长发育时，最常用的形态指标是体重和身高，其他还包括头围和胸围等。

1. 体重

体重的增长是小儿体格生长的重要指标之一，是指人体的总重量，在一定程度上反映儿童的骨骼、肌肉、皮下脂肪和内脏重量及其增长的综合情况，也作为计算药量的重要依据。小儿体重增长的速度，随年龄的增长而减慢。1 岁时体重约为出生时的 3 倍，前半年比后半年增长得更多。小儿各年龄体重大约可按下列公式计算：

$$1 \sim 6 \text{ 个月的体重}(g) = \text{出生体重}(g) + \text{月龄} \times 800(g)$$

$$7 \sim 12 \text{ 个月的体重}(g) = \text{出生体重}(g) + 6 \times 800(g) + (\text{月龄} - 6) \times 250(g)$$

$$2 \sim 7 \text{ 岁的体重}(kg) = \text{实足年龄}(\text{岁}) \times 2 + (7 \sim 8)(kg)$$

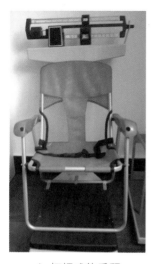

▲ 杠杆式体重秤

对于幼儿体重的测量，应注意以下事项。

（1）正确选择用具：选择杠杆式体重秤为幼儿测量体重。测量前首先检查一下，确保秤上没有其他物品，然后再校秤（校秤至零为正确：上面秤砣箭头对准零；下面秤砣箭头对准零；杠杆放中间（放平））。

（2）测量时间正确：测量时间应该在饭前便后测量。

（3）测量前做好准备工作：测量时婴儿取卧位，1 岁以上儿童取坐位或立位；测量前室温调节至 20～25℃（冬天要开空调、取暖器），脱去帽子、围巾、外衣、裤子、鞋袜，仅穿单衣裤，去除尿布；让幼儿坐上去，两手自然下垂，不摇动，不接触其他物体。

（4）读数正确：称体重时，先看个位，再看十位。测量结果读数以千克为单位，读数保留小数点后两位。

（5）有疑问及时处理：有疑问可以复测一次，按姓名记录。

（6）其他注意事项：测量完毕后要及时提醒、帮助幼儿穿好衣裤，做好保暖工作，防止幼儿着凉。

2. 身长（身高）

身长是指人体站立时颅顶到脚跟的垂直高度，是最基本的形态指标之一，身高的增长能够反映幼儿长期的营养状况。幼儿在刚出生后前两年身高增长很快，第一年约增长 25 厘米，第二年增长约 10 厘米。2 岁以后，儿童的平均身高可按下面公式进行估算：

$$2 \sim 10 \text{ 岁的身高（cm）} = \text{实足年龄（岁）} \times 7 + 70 \text{（cm）}$$

测量幼儿身长应注意以下事项。

（1）正确选用测量工具：为 3 岁以下的幼儿选用卧式身长测量板，为 3 岁以上的幼儿选用立式身高测量板。

（2）测量前做好准备：测量前室温调节至 20～25℃，保教人员引导幼儿脱去帽子、外衣、外裤、鞋子、袜子，仅穿单衣裤。保教人员指导大年龄的幼儿自己脱，帮助小年龄的幼儿脱。

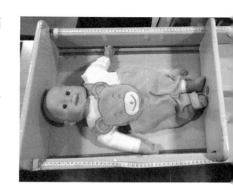

▲ 卧式身长测量板

（3）正确使用测量工具：

3 岁以下幼儿使用卧式身长测量板。让幼儿躺在量床底板中线上，使头顶接触头板，头、颈不伸缩，用左手压平幼儿两膝，使幼儿两腿伸直、并拢，用右手推动足板，使幼儿两足底紧贴足板，测量板两侧的刻度保持一致，读数、记录。

3 岁以上幼儿使用立式身高测量板。让幼儿以立正姿势站立在身高计的底板上，脚跟并拢，身体紧贴身高计板（足跟、骶骨部和肩胛间三点），身体保持正直，两眼平视前方，两手自然下垂，将滑测板轻压受测者头顶。读数的时候，眼睛要与滑测板呈水平位。

（4）读数正确：测量结果读数以厘米为单位，读数保留小数点后一位。

（5）有疑问及时处理：有疑问可以复测一次，按姓名记录。

（6）其他注意事项：测量完毕后要及时提醒、帮助幼儿穿好衣裤，做好保暖工作，防止幼儿着凉。

卧式身长测量

3. 头围

头围是反映大脑发育的指标。新生儿出生时头围平均值为 34 厘米，出生第一个半年增长最快，可增长 8～10 厘米。头围过大，超过均值的两个标准差，要考虑幼儿是否脑积水或患佝偻病；而头围过小，低于均值的 3 个标准差，即头小畸形，要考虑幼儿是否脑发育不良。

测量幼儿头围应注意以下事项。

（1）正确选用测量工具：选用单位刻度为 1 毫米的软皮尺。

软皮尺的测量面有两面，一面市寸，一面厘米。为幼儿测量头围的时候，选用厘米这一面。

（2）测量前做好准备：让幼儿脱去帽子；梳辫子的女孩，先将辫子解开放松。

（3）正确测量：3岁以下儿童取仰卧位，3岁以上儿童取坐位或立位。将软尺零点固定于被测儿童头部的右侧齐眉弓上缘处，软尺应紧贴皮肤，右手拉软尺绕经被测儿童的枕骨粗隆最高处回至零点。

测量头围

（4）读数正确：测量结果以厘米为单位，记录至小数点后一位，按姓名记录。

（5）有疑问及时处理：如果有疑问，可以复测一次。

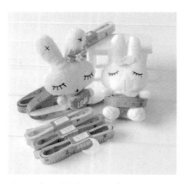
▲ 常见软皮尺即可用于测量

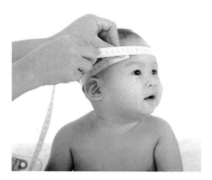
▲ 测头围的标准动作

4. 胸围

胸围反映胸廓、胸背部肌肉、皮下脂肪以及肺的发育程度。

测量幼儿胸围时应注意以下事项。

（1）正确选用测量工具：选择单位刻度为1毫米的软皮尺，和测量头围使用的测量工具一样。

（2）测量前做好准备：测量前，室温调至20～25℃，脱去幼儿的上衣，或撩起幼儿上衣露出胸部，测量时要让幼儿的呼吸处于平静的状态。

（3）正确测量：3岁以下幼儿选择仰卧位，3岁以上幼儿选择立位，不能选择坐位。

取仰卧位测量时，让幼儿平躺，两手自然平放在身体两侧；取立位测量时，让幼儿自然站立，两手自然下垂。用左手将软皮尺零点固定于幼儿胸前乳头下缘，右手拉软皮尺，绕过幼儿两肩胛骨下角缘而回至零点，软皮尺应该紧贴皮肤。

测量胸围

（4）读数正确：测量结果以厘米为单位，记录至小数点后一位，按姓名记录。

（5）有疑问及时处理：如果有疑问，可以复测一次。

（二）生理机能指标

生理机能指标是指身体各系统各器官在生理机能上可测出的各种量度。反映骨骼肌肉系统的指标有握力和背肌力；反映呼吸系统机能的基本指标为肺活量；反映心血管系统机能的基本指标有脉搏和血压。

脉搏反映心血管系统的功能状况。当幼儿哭吵、情绪激动、活动或发热时脉搏增速,睡眠和安静活动时脉搏减慢,因此测量脉搏应该在幼儿安静的时候进行。测量时可以让幼儿坐着或躺着,测量人员用食指、中指、无名指的指端按压在桡动脉表面,施以一定的压力,大小以清楚地摸到脉搏为宜。连测三个 10 秒钟的脉搏数,其中两次相同并与另一次相差不超过 1 次时,可以认为是安静状态的脉搏,然后测量一分钟,按姓名做记录。

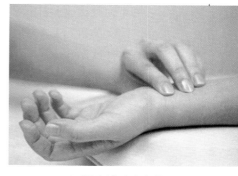

▲ 测脉搏时应安静

（三）生物化学指标

1. 血红蛋白测定

血红蛋白是红细胞的主要成分,测定血红蛋白能较理想地反应幼儿贫血的类型和程度。保健老师要根据幼儿体检的血常规数据统计幼儿的血色素情况,对贫血幼儿要进行个案跟踪处理。保教人员要把体检结果及时告知家长,给出护理建议,对于情况比较严重的幼儿,建议家长带幼儿到正规医疗结构就诊。

6 岁以下小儿贫血分度:

轻度:90～110 g/L,中度:60～90 g/L,重度:30～60 g/L。

2. 尿常规

尿常规检测由社区卫生中心一年一次对幼儿进行检查,由保教人员将尿液采集试管交给家长带回家,告知家长幼儿早上排尿的时候留取中段,尿液不能过少,家长送幼儿来园的时候将试管放到指定的位置。保健老师对尿检报告要仔细阅读,对幼儿出现的隐血、白细胞异常要及时上报,并且反馈给家长,让家长带幼儿到正规的医院进一步确诊。

（四）五官检查

幼儿园每年上半年会对幼儿进行一次视力检查,由社区卫生中心检查;下半年由幼儿园自行对幼儿进行视力检查。保健老师要将检查结果及时下发给老师,对视力有异常的幼儿应及时提醒家长。

婴幼儿正常视力参考标准

年　龄	标　准
2 岁	0.5
3 岁	0.6
4 岁	0.8
5 岁	1.0
6 岁	1.2

每年由社区卫生中心对幼儿进行一次口腔检查，对于幼儿有龋齿的，建议家长及时带幼儿去正规医院进行检查、治疗。

每年社区卫生中心对幼儿进行听力筛查，具有高危因素或可疑听力异常的幼儿，应将其转送到市卫生局指定的医疗保健机构做进一步确诊。

综合任务

某幼儿园在下半年体检中，发现全园 412 名幼儿中，有 115 名幼儿患龋齿。幼儿园针对这个情形，专门召开了一次专题家长会，结果发现每天早晚坚持刷牙的小朋友占了 1/3 都不到，家长对于幼儿乳牙的重视程度也不够。很多家长认为乳牙反正会脱落的，蛀牙没有太大关系。事实上乳牙不能正常脱落会影响到恒牙的萌出，牙齿对于孩子的影响涉及全身各个系统，应予以重视。因此幼儿园给家长发放了患龋矫治通知。

（1）请利用所学知识，完善以下通知内容。

龋齿矫治通知

亲爱的家长：

您的孩子在本次体检中发现有龋齿。

请您尽早带孩子到医院做进一步的检查和治疗，做到早发现，早治疗。同时注意孩子的口腔卫生，＿＿＿＿＿＿＿＿＿＿，＿＿＿＿＿＿＿＿＿＿，＿＿＿＿＿＿＿＿＿＿。

某某幼儿园

20××年××月

请在横线上填上你的口腔保健建议。

（2）请设计一个活动片断让幼儿了解和认识龋齿的形成和危害。

模块三　幼儿膳食与营养

学习目标

通过本模块的学习,系统地掌握维持幼儿生命活动的能量和六大营养素,了解各类营养素的生理功能及食物来源,了解在配置幼儿膳食时应注意的食品营养价值和卫生问题,知道幼儿对能量及各类营养素的需要量,并能掌握培养幼儿良好的饮食习惯的技能。

学习背景

营养是幼儿生长发育的重要保证,营养对幼儿健康的影响比较突出。在学习如何调配幼儿合理膳食之前,必须先掌握营养学基础知识。当前儿童营养不良和肥胖成为较为严重的营养问题,为孩子提供全面营养,帮助孩子培养良好的饮食习惯不容忽视。

探索一　幼儿的营养需求

　　佳佳今天跟随保健老师统计幼儿园各个班级小朋友的营养情况。佳佳认为现在经济条件提高了,每个家庭大多只有一个宝宝,应该不会有营养不良的小朋友。可是看到数据以后她吓一跳,原来有好几例营养不良的个案,甚至一个班级中有两三个营养不良的幼儿。佳佳有点疑惑:现在家长这么重视幼儿的营养,甚至会买各种各样的保健品来补充幼儿的营养,为什么还会出现营养不良呢?

　　营养是指机体摄取、消化、吸取和利用食物中营养物质以满足机体生物需要的整个过程。机体的正常生长、发育,以及健康的维持离不开能量和各种营养素。能量又称热能或热量,是生命的能源。营养素是营养的物质基础,通常分为六大类,即糖类、蛋白质、脂类、矿物质、维生素和水。由于人体的热量主要来源于蛋白质、脂类和糖类,所以这三类称之为产热营养素。

一、能量

（一）能量的单位

以往能量一般以卡（cal）或千卡（kcal）表示，1 kcal 指将 100 克水的温度升高 1℃所需要的能量。现在能量通用单位为焦耳（J），两种能量单位换算关系如下：

$$1\,kcal = 4.184\,kJ \text{ 或 } 1\,kJ = 0.239\,kcal$$

（二）能量的消耗

1. 基础代谢

基础代谢指人体在清醒、静卧、空腹、体温正常的放松状态下，在适宜的温度（18℃～25℃）时维持基本生命活动，如呼吸、心跳、胃肠蠕动等所需要的能量。基础代谢受年龄、性别、体重、外界气候条件、内分泌系统等因素影响，一般男性比女性高，儿童和青少年比成人高，在寒冷气候环境下比在温热气候环境下高。

$$基础代谢（kJ）= 体表面积（m^2）\times 基础代谢率[kJ/(m^2 \cdot h)] \times 24（h）$$

基础代谢率是指在每单位时间每平方米体表面积人体基础代谢所需的能量，随体表面积的增加而逐渐减少。幼儿每日基础代谢的热量消耗约占总热量的60%。

2. 体力活动

除基础代谢外，体力活动是影响机体能量消耗的主要部分，消耗的能量取决于活动的强度和持续的时间。好哭多动的婴幼儿比年龄相仿的安静的孩子所需要的能量可高3～4倍。下表所列的是我们常见的各种活动所消耗的能量（bw 是 body weight 的缩写，意为人体重量）。

各种活动中的热能消耗

活动类型	消耗能量 （cal/min · /kgbw）	活动类型	消耗能量 （cal/min · /kgbw）
坐着谈话	26	游泳	56～71
站立	21～35	长跑	163
走路	51～82	骑自行车	64
上下楼	57	学习	29～38
打篮球	138	一般家务活	39～62

3. 食物热效应

食物热效应又称为食物的特殊动力作用，指摄入食物而引起的能量代谢额外增加的现象。主要原因是由于机体对食物中营养素进行消化、吸收、代谢转化等，需要额外消耗能量，同时引起体温升高并散发热量。三大产能营养素中以蛋白质的特殊动力作用最大，可使代谢增加 30%,持续时间长达 10～12 小时;脂肪和碳水化合物分别增加 4% 和 6%,持续时间为 1 小时。婴儿时期食物中蛋白质含量较高,此项能量约占基础代谢能量的 12%～13%,采用混合膳食可降低这一比例。

4. 生长发育所需

生长发育所需能量与儿童的生长速度成正比。生长发育期间如果能量供应不足,会使发育迟缓。

1 周岁以内的婴儿,生长发育所需热量约占总需热量的 25%～30%;1 周岁以后,每日每千克体重需要消耗 5 kcal 热量;随后逐渐减低,至青春期又增高。

5. 排泄损失

未经消化吸收的食物排泄至体外所损失的能量通常占总能量的 10% 以内,当腹泻和消化功能紊乱时可成倍增加。

(三)能量的推荐摄入量

幼儿总能量的需要量以每千克体重计算的话比成人高,小儿愈小能量需要相对愈大。据《中国居民膳食(2022)》推荐,3～6 岁幼儿总能量供给范围是 1200～1600 kcal/d,其中男孩稍高于女孩,具体见下表。

3～6 岁幼儿能量参考摄入量

年龄(岁)	能量(kcal/d)	
	男	女
3～	1250	1200
4～	1300	1250
5～	1400	1300
6～	1600	1450

 卫生·保健加油站

幼儿一天的运动量较大,能量和营养素需要量也大。但胃容量仍较小,为 600～700 毫升,因此每餐的进食量不大,容易饥饿。应少食多餐,以供给其生长发育所需的足够营养素。

二、产热营养素

(一)蛋白质

蛋白质是由氨基酸组成的高分子化合物,含有碳、氢、氧、氮、硫等元素。

1. 蛋白质的生理功能

（1）合成和修补组织。

蛋白质是一切生命的物质基础,是机体细胞的重要组成部分,是人体组织更新和修补的主要原料。人体所有的细胞中都含有蛋白质,包括肌肉、骨骼、牙齿、皮肤、指甲等各个器官。

幼儿处于快速生长发育期,新陈代谢旺盛,除了保证自身细胞的正常更新外,还需要不断形成新的组织细胞以达成体格的增长变化,因此所需的蛋白质数量相对较多。

（2）调节生理功能。

蛋白质是构成人体内诸如酶、激素、抗体等活性物质的成分,参与调节生理功能。如参与氧运输的血红蛋白,具有催化作用的酶蛋白,维持机体体液免疫功能的免疫球蛋白等。由蛋白质构成的某些激素,如垂体激素、甲状腺激素、胰岛素及肾上腺素等都是机体的重要调节物质。

（3）供给能量。

正常情况下,蛋白质并不是机体的主要能量来源,只有当机体通过碳水化合物和脂肪供给能量不足时,才增加蛋白质的分解来提供能量。但这未免"大材小用",影响蛋白质的利用。

2. 蛋白质的来源

蛋白质按食物来源分为植物性蛋白质和动物性蛋白质。植物性蛋白质的主要来源是豆类、坚果类和谷类等;动物性蛋白质的主要来源是瘦肉、鱼类、奶类和蛋类等。动物性蛋白质利用率高,但富含饱和脂肪酸和胆固醇,不宜多吃;植物性蛋白质虽然利用率较低,但适当地与动物性蛋白质搭配摄入,对人体很有益。豆类蛋白质和动物性蛋白质因为营养价值较高而被称为优质蛋白。一般认为,幼儿的每日优质蛋白摄入量不应低于总蛋白质摄入量的30%,但也不要超过60%,50%则较为理想。

3. 幼儿蛋白质的推荐摄入量

蛋白质对幼儿的生长发育很重要,摄入不足容易引起体重低、抵抗力下降、生长发育迟缓等问题。

幼儿由蛋白质提供的能量约占一天总能量的10%～15%,每日膳食中蛋白质推荐摄入量如下表。

幼儿每日膳食中蛋白质的推荐摄入量

年龄(岁)	蛋白质摄入量(g/d)	
	男	女
3～	30	30
4～	30	30
5～	30	30
6～	35	35

（二）脂类

1. 脂类的生理功能

（1）构成人体细胞和组织的重要成分。

脂类是组成人体细胞的主要成分，如细胞膜是由磷脂、糖脂和胆固醇等组成的类脂层，脑髓及神经组织含有磷脂和糖脂。

（2）供能和贮能。

每克脂肪完全氧化可释放 9 kcal 能量，是等量碳水化合物和蛋白质的两倍多，因此它是人体最丰富的能量来源，同时也是体内能量的贮存库。如果热量摄入过多，多余的能量会转化成脂肪，贮存于皮下或体内脏器之间；如果热量摄入不足，体内贮存的脂肪就会为机体提供热量。

（3）提供必需脂肪酸。

只能通过食物摄取、体内不能合成的脂肪酸为必需脂肪酸。必需脂肪酸是人体磷脂的重要组成部分，在人体内有多种生理作用，是维持人体健康必不可少的成分。必需脂肪酸缺乏可引起生长迟缓、皮肤损伤以及肾脏、肝脏、神经和视觉方面的多种疾病。

（4）促进脂溶性维生素的吸收。

脂肪能促进脂溶性维生素 A、D、E、K 的吸收。脂肪长期摄入不足，会影响机体对脂溶性维生素的吸收，导致脂溶性维生素缺乏症。

（5）保护作用。

脂肪可寄存于皮下或脏器周围，犹如软垫，可减少脏器之间的摩擦和震荡，起到保护内脏器官的作用。同时，由于脂肪导热性低，可以防止体温散失过快，起到保温的作用。

2. 脂类的来源与推荐摄入量

脂类主要来源于动物性食物与植物油。脂类食物中含有必需脂肪酸越多，其营养价值就越高。动物脂肪中含饱和脂肪酸较多，而植物油含必需脂肪酸较多，且消化吸收率高，因此应多选用植物油。

幼儿每日膳食中脂肪推荐摄入量见下表。

幼儿每日膳食中脂肪的推荐摄入量（占总热量百分比）

年龄（岁）	脂肪（%）
1～6	20～35
7 岁以上	20～30

卫生·保健加油站

DHA

　　奶粉广告中经常听到DHA,这到底是什么呢？其实所谓DHA,就是一种不饱和脂肪酸,俗称脑黄金,具有健脑益智的作用。DHA是大脑细胞形成、发育及运作不可缺少的物质基础,不仅对胎儿大脑发育有重要影响,而且对视网膜光感细胞的成熟有重要作用。DHA的主要来源是海洋鱼贝类,尤其是鱼油。

（三）碳水化合物

碳水化合物也称糖类,是由碳、氢、氧三种元素构成的一类化合物。

1. 碳水化合物的分类

一般分为三类:单糖类、双糖类、多糖类。

（1）单糖类。

主要为葡萄糖、果糖和半乳糖。葡萄糖是能直接被人体吸收利用的重要的单糖,主要存在于植物性食物,如葡萄、香蕉等水果中。果糖主要存在于多种甜味的水果和蜂蜜中,是最甜的一种糖,在体内吸收后可转化成葡萄糖。半乳糖是乳糖的分解产物,甜味低于葡萄糖和果糖,在体内先转化成葡萄糖后可被利用。

（2）双糖类。

由双分子单糖组成的碳水化合物。常见的双糖有蔗糖、乳糖、麦芽糖等。蔗糖在甘蔗、甜菜中含量最高,白糖、红糖都是蔗糖。麦芽糖在谷类种子萌发的芽中含量较多,人们在吃米饭咀嚼时感到的甜味就是麦芽糖所致。乳糖主要在奶和奶制品中,甜度只有蔗糖的1/6。

（3）多糖类。

由数百上千个葡萄糖分子缩合而成,无甜味,不易溶于水,经消化酶的作用可分解为单糖。多糖可分为两类,一类是可被消化吸收的多糖,包括淀粉、糊精、糖原;另外一类是不能被人体消化吸收的多糖,主要指膳食纤维,包括纤维素、半纤维素和果胶。

2. 碳水化合物的生理功能

（1）供给和储存能量。

碳水化合物是人类最主要、最经济的供能营养素。每克碳水化合物在体内氧化可以产生4kcal的能量,在体内释放能量较快,且资源丰富,价格低廉。人体所需总能量中,55%～65%是由碳水化合物提供的。人体1/5的基础代谢量用于脑组织,而这些能量由碳水化合物提供,因为中枢神经系统只能利用葡萄糖分解产生的能量。糖原是肌肉和肝脏碳水化合物的储存形式,机体内约1/3的糖原储存在肝脏内,一旦机体需要,肝脏中的糖原可分解成葡萄糖来供给能量。

（2）参与人体组织的构成。

所有神经组织和细胞都含有碳水化合物。糖和脂形成的糖脂是细胞膜和神经组织的构成成分；细胞核中含有核糖；软骨、骨骼、角膜、玻璃体中均有糖蛋白参与构成。

（3）抗生酮作用。

体内缺乏碳水化合物时，脂肪成为主要的供热来源，而脂肪代谢，需要葡萄糖的协同作用。碳水化合物不足，脂肪酸会因氧化不全而产生大量的酮体。酮体是一种较强的有机酸，在血液中达到一定浓度时就会发生代谢性酸中毒。膳食中充足的碳水化合物可以防止上述现象发生。

（4）节约蛋白质的作用。

当膳食中碳水化合物摄入不足，能量供给不能满足人体需要时，部分蛋白质通过糖原异生作用分解来提供能量。若膳食中碳水化合物充足，就不需要消耗蛋白质。

（5）增强肠道功能。

碳水化合物中的膳食纤维能促进肠道蠕动，帮助排便；降低血糖和血胆固醇；减少热量摄入，控制体重。

3. 碳水化合物的食物来源和推荐摄入量

膳食中的碳水化合物主要来源于粮谷类、薯类食品。一般粮谷类含碳水化合物 60%～80%，薯类 15%～29%。碳水化合物的食物来源具体可见下表。

常见食物碳水化合物含量

食物类别		含量(g/100g)	食物类别		含量(g/100g)
粮谷类	稻米	77	薯类	马铃薯	16
	玉米	73		红薯	29
	高粱	77		芋头	17
豆类	黄豆	18	鲜果类	苹果	12
	绿豆	55		桃子	11
	豌豆	58		香蕉	20
蔬菜	番茄	4	肉类	猪肉	2
	白菜	3		鸡肉	1

人体消耗的碳水化合物量比体内存储量大得多，故需多次补充。但幼儿对碳水化合物的摄取还是应当适量，不宜过多。若大量摄入碳水化合物，人体会将过剩的葡萄糖最终转化为脂肪储存，长期如此会导致肥胖症，且易使儿童发生龋齿。但若摄取不足，又会导致体内蛋白质消耗增加，体重减轻，营养不良等。3～6 岁的幼儿每日膳食中碳水化合物摄入量宜占总热量 50%～65%，且少食糖和甜食，应以含有碳水化合物的谷类为主。

卫生·保健加油站

幼儿要少喝含糖饮料

　　幼儿大多爱喝甜甜的饮料，但是长期过量饮用的话会不利于幼儿的健康。因为含糖饮料很多含有色素，这些色素几乎都是有害的。而且含糖饮料大多呈酸性，会直接腐蚀牙釉质，导致有龋齿。一些含糖饮料还含有咖啡因，咖啡因会使幼儿注意力下降。因此幼儿要少喝含糖饮料。

三、维生素

　　维生素既不能提供能量也不是机体构成成分，却是维持人体正常生命活动所必需的一类营养素。维生素在体内不能合成或合成量不足，所以必须经常由食物来供给。

（一）维生素种类

　　维生素按其溶解性，分为脂溶性和水溶性两类。

1. 脂溶性维生素

　　脂溶性维生素包括维生素 A、D、E、K。

　　脂溶性维生素大部分溶于脂肪而不溶于水，大部分储存在脂肪组织中，少数通过胆汁缓慢排出体外，排泄率低，故一次性摄入过量容易引起中毒。

2. 水溶性维生素

　　水溶性维生素包括 B 族维生素（维生素 B_1、B_2、B_6、B_{12}、叶酸、烟酸等）和维生素 C。

　　水溶性维生素溶于水，在体内仅有少量储存，且极易通过尿液、汗液排出体外，因此必须经常通过食物补给。如摄入不足，容易出现缺乏症。虽然水溶性维生素排泄率高，但大量摄入时，机体也会产生不良反应。因此，水溶性维生素也不宜大量摄入。

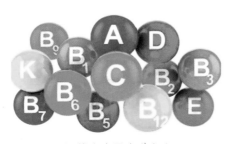

▲ 维生素是个大家庭

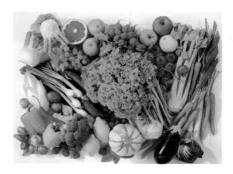

▲ 水果、蔬菜富含各种维生素

（二）维生素 A

1. 维生素 A 的生理功能

维生素 A 即视黄醇,是眼睛视网膜细胞内视紫红质的组成部分。维生素 A 能促进视觉细胞内感光物质的合成与再生,维持正常视觉;能维持全身皮肤和黏膜的完整性;可促进骨骼及牙齿的健康成长。

维生素 A 对幼儿生长有重要作用,能促进发育,强壮骨骼,维护头发、牙齿和牙床的健康。

2. 维生素 A 缺乏症

维生素 A 缺乏会引起暗适应能力下降,容易患夜盲症及干眼病;使皮肤特别是臂、腿、肩、下腹部皮肤变得粗糙、干燥;口腔、消化道、呼吸道和泌尿生殖道的黏膜失去滋润、柔软性。对于幼儿,缺乏维生素 A 还会影响骨骼发育,使牙齿停止生长。

3. 维生素 A 中毒

大量摄入维生素 A 时易引起中毒。一般情况下,正常膳食不会引起维生素 A 摄入过多,中毒多数是因为大量或者长期多量服用浓缩鱼肝油而引起。急性中毒症状主要有头痛、呕吐、烦躁、嗜睡等;慢性中毒症状为四肢骨痛、皮肤粗糙脱屑、毛发干枯易脱落、体重不增等。

4. 维生素 A 食物来源

维生素 A 的最好来源是动物肝脏,其次是奶油和蛋黄。植物性食物中,红、黄、绿色的蔬菜和瓜果的胡萝卜素的含量最为丰富,而胡萝卜素是维生素 A 重要的植物来源。

5. 维生素 A 参考摄入量

我国营养学会推荐维生素 A 的参考摄入量见下表,最好 1/3 来自动物性食物。

每日膳食中维生素 A 的推荐摄入量(μg/d)

年龄	1～3 岁	4～6 岁
推荐摄入量	310	360

 卫生·保健加油站

多吃深色蔬菜,补充维生素 A

水果和蔬菜的颜色形成主要是类胡萝卜素的作用,类胡萝卜素在体内可以转化为维生素 A。因此幼儿每天吃些色彩丰富的蔬菜,可以补充维生素 A。常见深色蔬菜有西红柿、胡萝卜、辣椒,以及绿叶菜等。

（三） 维生素 D

1. 维生素 D 的生理功能

维生素 D 能促进钙、磷在肠道内的吸收和肾小管的再吸收，从而维持血液中钙、磷的正常浓度；还能促进软骨及牙齿的矿物化，并不断更新以维持其正常生长。因此维生素 D 对幼儿的骨骼形成非常重要。

2. 维生素 D 缺乏症

幼儿若维生素 D 缺乏，易引发佝偻病和手足抽搐症等。某些疾病，特别是肠道吸收障碍，通常也是维生素 D 缺乏导致的。

3. 维生素 D 中毒

维生素 D 摄入过多可导致钙吸收量增加，血钙过多。轻度中毒症状为食欲减退、恶心、呕吐、烦躁、便秘等；严重者可损害心、肾功能。

4. 维生素 D 食物来源

谷类、蔬菜、水果中维生素 D 的含量均较低，含脂肪高的海鱼、动物肝、蛋黄、奶油相对较多。鱼肝油中含维生素 D 量较高，虽非日常饮食部分，但供婴儿补充维生素 D 之用，在防止佝偻病上有很重要的意义。适当日光浴对婴幼儿非常必要，它可增加自身体内维生素 D 的产生。

5. 维生素 D 参考摄入量

幼儿处于生长发育期，晒太阳不足以满足对维生素 D 的需要，应从日常饮食中补充。建议每天摄入量为 $10\mu g$，$1\sim3$ 岁不超过 $20\mu g$，$3\sim6$ 岁不超过 $30\mu g$。鱼肝油是很好的维生素 D 补充来源，但应注意不可过量。

（四） 维生素 B_1

维生素 B_1 又名硫胺素，也称抗脚气病因子、抗神经炎因子。它在酸性环境中稳定，但在中性，尤其是碱性环境中很快会因氧化而被破坏。

1. 维生素 B_1 的生理功能

维生素 B_1 的主要功能是维持碳水化合物的正常代谢。充足的维生素 B_1 能保证儿童体内的热量代谢，促进其生长发育的顺利进行。

2. 维生素 B_1 缺乏症

维生素 B_1 摄入不足时，轻者表现为肌肉无力，精神淡漠和食欲减退；重者会发生典型的脚气病，是由于全身性神经系统代谢紊乱所致。

3. 维生素 B_1 食物来源

维生素 B_1 的主要食物来源是粮谷类，因其主要存在于粮谷米粒的外层，所以过分去除粮谷的外皮会造成维生素 B_1 大量丢失；在加工过程中碾磨程度愈高，大米和面粉中的维生素

B$_1$ 含量愈低;烹调时加碱也可使维生素 B$_1$ 遭到破坏。

4. 维生素 B$_1$ 参考摄入量

维生素 B$_1$ 与能量代谢有关,尤其是碳水化合物的代谢,需要量取决于能量的需要。为了避免幼儿出现维生素 B$_1$ 缺乏症,应提倡儿童食用没有过细碾磨的大米和标准粉,膳食最好粗细粮搭配,米、面交叉食用。幼儿每日推荐摄入量见下表。

每日膳食中维生素 B$_1$ 的推荐摄入量

年龄	1～3 岁	4～6 岁
参考摄入量(mg)	0.6	0.8

（五）维生素 B$_2$

维生素 B$_2$ 又名核黄素,耐热、耐酸,但在碱性溶液中不稳定。对光敏感,在紫外线照射下,核黄素会被分解。如牛奶暴露在日光下,其中的维生素 B$_2$ 有很大损失。维生素 B$_2$ 在蛋白质、脂肪和碳水化合物的代谢中起重要作用,利于儿童的生长发育。

1. 维生素 B$_2$ 生理功能

维生素 B$_2$ 在人体内为许多重要辅酶的组成成分,这些酶与特定的蛋白质结合形成黄素蛋白,是细胞呼吸不可或缺的物质。

2. 维生素 B$_2$ 缺乏症

维生素 B$_2$ 缺乏主要表现在眼、口、唇、舌、皮肤和黏膜的炎症。幼儿长期缺乏维生素 B$_2$ 会影响生长发育。

3. 维生素 B$_2$ 食物来源

维生素 B$_2$ 含量丰富的食物主要为动物性食物,尤其是畜禽肝脏中含维生素 B$_2$ 最多。常见食物中维生素 B$_2$ 含量见下表。

常见食物中维生素 B$_2$ 含量

食物	含量(mg/100 g)	食物	含量(mg/100 g)
玉米	0.13	鸡肉	0.09
扁豆	0.45	牛奶	0.14
鸡蛋	0.32	猪肾	1.14
木耳	0.44	猪肝	2.08

4. 维生素 B$_2$ 参考摄入量

人体对维生素 B$_2$ 的需要取决于很多因素,一般情况下,能量消耗越多,维生素 B$_2$ 需要量也增多。但当蛋白质摄入减少时，维生素 B_2 从尿中排出的量会增加。因此，要保证维生素 B_2 充足的话，蛋白质供给量也必须足够。幼儿维生素 B_2 膳食参考摄入量见下表。

维生素 B_2 每日膳食推荐摄入量

年龄	1～3 岁	4～6 岁
参考摄入量(mg)	0.6	0.7

（六）维生素 C

维生素 C 是维生素中人体每日需要量最多的一种。维生素 C 很不稳定，遇空气中氧、光、热、碱性物质时，容易被破坏。

1. 维生素 C 的生理功能

维生素 C 能促进胶原蛋白的合成，促进伤口愈合；有助于巩固结缔组织，保护骨骼和牙龈健康，利于铁的吸收利用，预防缺铁性贫血；具有抗氧化作用，对防癌、抗癌有一定作用；可增强人体免疫力。

2. 维生素 C 缺乏症

维生素 C 缺乏将影响胶原合成，微血管因脆弱而产生不同程度的出血，如刷牙时牙龈出血。当膳食中长期缺乏维生素 C 时，即可出现坏血病症状。

3. 维生素 C 的食物来源

维生素 C 主要来源于新鲜蔬菜和水果，尤其是深色蔬菜（韭菜、青菜、菠菜、柿子等）；花菜、卷心菜中维生素 C 含量也较多；水果类中的柑橘、红果、柚子和枣等含量特别高。常见食物中维生素 C 含量如下表。

常见食物中维生素 C 含量

食物	含量(mg/100 g)	食物	含量(mg/100 g)
绿豆芽	5	西瓜	6
番茄	19	葡萄	5
菠菜	32	柠檬	22
西兰花	51	猕猴桃	62
芥蓝	76	鲜枣	243

4. 维生素 C 推荐摄入量

幼儿的膳食中必须保证足够数量的维生素 C，维生素 C 每日膳食参考摄入量见下表。

年龄	1～3 岁	4～6 岁
推荐摄入量(mg/d)	40	50

四、矿物质

人体中的各种元素,除碳、氢、氧、氮主要以有机化合物的形式存在外,其余元素统称为矿物质或无机盐。人体必需的矿物质可以分为两类,其中含量大于体重 0.01% 的称为常量元素,有钙、镁、钾、钠、磷、硫、氯七种;含量小于体重 0.01% 的称为微量元素,如铁、锌、铜、碘、铬、铜、钼、钴等。

(一) 钙

1. 钙的生理功能

钙是人体内含量最多的矿物质。人体内的钙 99% 集中于骨骼和牙齿中,其余 1% 分布在血液、细胞间液及软组织中。这 1% 的钙对维持细胞的正常生理状态有着重要作用。如血液中游离的钙,参与调节神经肌肉的兴奋性,是血液凝固过程中所必需的凝血因子。

幼儿骨骼中的钙大约每 $1～2$ 年就全部更新一次,随着年龄增长,更新逐渐变慢。因此,婴幼儿对钙的需要量比成人多,要及时而适当地给婴幼儿补充钙质。

2. 钙的吸收利用

人体对钙的吸收很不完全,约有 $70\%～80\%$ 的钙随粪便排出。多种因素可干扰或促进膳食中钙在胃肠道的吸收。维生素 D 是促进钙吸收的主要因素;而谷类中的植酸、某些蔬菜(如菠菜、苋菜、竹笋等)中的草酸,因在肠道内形成不溶性钙盐会影响钙的吸收。

钙的吸收率和机体对钙的需要量成正比。婴儿对钙的吸收率超过 50% ,儿童约为 40% ,成年人仅为 20% 。

3. 钙的食物来源与推荐摄入量

食物中含钙量最丰富的是奶和奶制品,且吸收率高,是理想的钙源。幼儿每日奶的摄入量不应低于 $300\,mL/d$ 。水产品中小虾皮含钙量高,海带等也是钙的良好来源。

各种食物中钙的含量,如下表所示。

常见食物中钙的含量

食物	含量(mg/100 g)	食物	含量(mg/100 g)
母乳	34	海带(干)	1177
牛奶	120	虾皮	2000
蛋黄	134	豆腐	240～277
瘦猪肉	11	蚕豆	93
大白菜	61	大米	10

为满足幼儿骨骼生长，幼儿钙的适宜摄入量是 600～800 mg/d，最高耐受量为 1500～2000 mg/d。

（二）铁

1. 铁的生理功能

铁是人体中含量最多的一种必需微量元素。成人体内约含 4～5 g 铁，其中 70% 存在于血红蛋白和一些含铁的酶中，称为功能性铁。其余 30% 主要储存在肝、脾和骨骼中，起到储备作用。

铁是制造血红蛋白的重要原料，参与体内氧与二氧化碳的运转、交换和组织呼吸的过程。

2. 铁的吸收和利用

食物中的铁有两种形式：血红素铁和非血红素铁，二者在小肠内吸收率很不一样。

非血红素铁来自于植物性食物，其吸收率一般只有 1%～5%，吸收率如此低的主要原因是谷物和蔬菜中的植酸、草酸等可与非血红素铁形成不溶性的铁盐而阻碍铁的吸收。

血红素铁来自于含动物蛋白质高的食物，如瘦肉、动物肝脏、动物血和鱼等，这些食物不仅含铁量高，而且在吸收过程中不受膳食中其他成分的影响。

几种常见食物中铁的吸收率

食物	吸收率（%）	食物	吸收率（%）
大米	1	鸡蛋	3
玉米	3	鱼	11
小麦面粉	5	动物肉、肝	20～22

身体本身的铁的营养状况也对铁的吸收有影响。体内铁储备充足时，铁的吸收率降低；体内铁缺乏时，铁的吸收率高。幼儿体内铁的储存量较少，因此对铁的吸收率相应较高。

3. 铁的食物来源和推荐摄入量

膳食中铁的良好来源是动物肝脏、鱼肉禽类。铁缺乏引起缺铁性贫血是儿童期最常见的疾病，而铁缺乏会对儿童发育产生不良影响，应予以重视。

按我国膳食铁的吸收率为 10% 计算，我国幼儿每日膳食中铁的参考摄入量为 9～10 mg。

 卫生·保健加油站

幼儿吃菠菜能补血吗？

很多人都认为菠菜是富含铁的，就有补血功效，其实菠菜并不是婴幼儿补铁的好食材。原因是菠菜中的铁的吸收率很低，菠菜中的草酸很容易与人体消化道中的钙结合成草酸钙，影响人体对钙的吸收和利用。吃菠菜的时候可以在沸水中焯一下，这样可以减少菠菜中的草酸。

（三）锌

1. 锌的生理功能

锌是幼儿正常发育的必需元素，主要分布在皮肤、骨骼、毛发、前列腺、生殖腺和眼球等组织中。

锌是身体内超过 60 种重要酶的不可或缺的组成部分，对近百种酶有催化作用；锌能对机体免疫功能进行调节，从而调节蛋白质的合成和代谢作用；此外，锌还对激素的调节具有重要作用。缺锌的幼儿生长发育将会受到影响，身高、体重都会低于同龄的孩子，而且食欲不好，味觉有所改变，严重者会出现侏儒症。

2. 锌的食物来源和推荐摄入量

锌的食物来源广泛，主要来源是动物性食物，以牡蛎等海产品最为丰富，其次为肉、肝、蛋等食物。植物性食物含量较少，且吸收率较低。

常见食物中锌的含量见下表。

常见食物中锌的含量

食物	含量(mg/100g)	食物	含量(mg/100g)
稻米	1.45	牛肉	3.67
黄豆	2.5	蚌肉	8.5
鸡蛋黄	3.79	鲜赤贝	11.58
鸡肉	1.46	牡蛎	47.5

幼儿应保证摄入足够量的锌，推荐摄入量为每天 4～5.5 mg。

（四）碘

碘是人体必需的微量元素之一，成人体内碘总量约为 20～50 mg，其中 70% 存在于甲状腺中，其余分布于血浆、肾上腺、皮肤、肌肉等处。

1. 碘的生理功能

碘在体内主要参与甲状腺素合成，它的生理功能是通过甲状腺素的作用体现出来的。因此碘与促进生长发育、促进碳水化合物和脂肪的代谢、调节组织中的水盐代谢等都有关。

长期缺碘的话，会使甲状腺分泌不足，基础代谢下降，并可引起甲状腺肿大。胎儿期和新生儿缺碘可引起小儿呆小症。但当人体内碘含量过大时，也会影响健康。

2. 碘的食物来源和推荐摄入量

海产品含碘量较高，如以每百克食物中碘含量计算，海带（干）含碘 24000 μg，紫菜（干）1000 μg，发菜、海鱼等含碘都很丰富。

每日膳食碘的参考摄入量

年龄	1～3 岁	4～7 岁
推荐摄入量(μg/d)	90	90

五、水

水是人体需要量最大，最重要的营养素。水在体内功能很多，可以说一切生理功能都离不开水的参与。

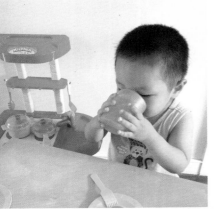

▲ 水的功能多，对人体极其重要

（一）水的生理功能

1. 构成机体

幼儿体内的水分约占其体重的 $65\%\sim70\%$，年龄愈小，体内含水率愈高。人体内所有的组织都含水，但分布不均，如肌肉含水 70%，骨骼含水 22%，血液含水 90%。

2. 运输功能

以水为主要成分的血液和组织液是人体内的"运输工具"，它们能将从食物中吸收的各种营养素运送到身体各部位的细胞，同时将细胞代谢产生的废物运送到肾脏和肺，经尿液和呼吸排出体外。

3. 调节体温

当气温升高或剧烈运动身体产热过多时，通过汗液的蒸发可散发大量热量，从而避免体温过度升高。

4. 润滑功能

水以体液的形式在身体需要活动的部位，起着润滑剂的作用。如泪液可防止眼球干燥，唾液可湿润咽喉。

（二）水的需要量

水的需要量受年龄、膳食、活动情况、外界温度及机体健康状况等因素的影响。幼儿新陈代谢旺盛，体表面积相对较大，水分蒸发较多，因此，对水的需要量相对多于成人。各年龄段每日需水量如下表所示。

正常儿童水需要量参考值

年龄(岁)	体重(kg)	24h 总入量(mL)	24h 每千克体重入水量(mL)
1	9.5	1150～1300	120～135
2	11.8	1350～1500	115～125

续 表

年龄(岁)	体重(kg)	24h 总入量(mL)	24h 每千克体重入水量(mL)
4	16.2	1600～1800	100～110
6	20	1800～2000	90～100

（三）水的来源

机体水的来源包括三个方面：饮用水和其他饮料；食物中的水；蛋白质、脂肪、碳水化合物分解代谢时产生的代谢水。

对幼儿来说，最理想的饮用水是白开水。温开水能提高脏器中乳酸脱氢酶的活性，能较快降低累积于肌肉中的"疲劳素"乳酸，从而消除疲劳。一次喝水不要太多、太快，否则不利于水的吸收，还容易造成急性胃扩张，出现腹部不适。饭前不要给幼儿喝水，这样会稀释胃液，不利于食物的消化；可以在饭前半小时给幼儿喝少量水，增加唾液的分泌以帮助消化。不要给幼儿喝生水，以免引起腹泻。在气候干燥的春天和炎热的夏天，或者幼儿活动量大、出汗多的情况下，要及时为幼儿补充水分。

探索二　幼儿的膳食

佳佳班级的多多在这次体检中查为疑似生长迟缓。经了解，多多在家里食欲不是很好，对任何食物都没有太大的兴趣。家长怕他营养不够一直塞给他吃东西，可是最近由于多多牙齿矫正，进食的速度非常慢，有时候吃到后来牙齿痛就不吃了，家长心疼他也就不勉强他再吃，却没想这影响了多多最近的生长发育。佳佳想怎么样才能帮助多多呢？

陈老师为家长推荐了一些较便于幼儿食用的食物，帮助他渡过吃东西牙齿痛的这段时期，同时和家长沟通，如果矫正牙齿影响到多多的食欲，进而影响到多多正常生长发育，那么家长可以暂时放弃。

3～6 岁阶段是儿童生长发育最关键的时期，所需营养素和标准较成人高。儿童期良好的营养状况、生活习惯将为其一生的健康奠定坚实的基础，因此要保证幼儿每天科学合理的摄入营养。这需要幼儿园全体人员的共同努力，根据幼儿的生理特点、生长发育规律和营养卫生原则，科学调配和组织幼儿的膳食。

一、 幼儿膳食的配置原则

（一） 满足幼儿生长发育对营养的需要

各种营养素种类齐全，比例恰当，供应量适宜，可满足迅速生长发育时期所必需的营养物质。

（二） 适合幼儿消化能力

食物的品种、数量和烹调方法，应适合幼儿胃肠道的消化和吸收功能。

（三） 食物能促进食欲

尽量使食物的外形美，色诱人，味可口，香气浓，花样多，以促进幼儿食欲。

（四） 符合饮食卫生要求

讲究卫生，注意饮食卫生，严防食物中毒。

二、 幼儿的膳食计划

（一） 食物选择

1. 食物多样搭配

幼儿的食物应该来源多样，谷类为主；多吃新鲜蔬菜和水果；经常吃适量的鱼、禽、瘦肉和蛋类食物；每天补充奶类及其制品；常吃大豆及其制品；膳食清淡少盐，正确选择零食，少喝含糖高的饮料；食量与体力活动要平衡，保证正常发育生长；不挑食、不偏食，培养良好的饮食习惯；吃清洁卫生、未变质的食物。

2. 讲究膳食平衡

幼儿的膳食结构具体可见下图，包含了每天应吃的主要食物种类和摄入量。图中每一层食物的位置和面积，在一定程度上反映出各类食物在膳食中的地位和比重。图中没有列

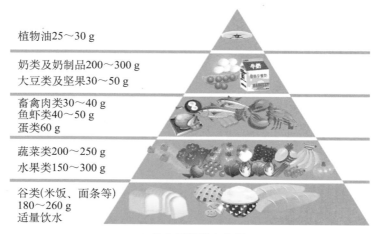

植物油25～30 g

奶类及奶制品200～300 g
大豆类及坚果30～50 g

畜禽肉类30～40 g
鱼虾类40～50 g
蛋类60 g

蔬菜类200～250 g
水果类150～300 g

谷类(米饭、面条等)
180～260 g
适量饮水

▲ 幼儿平衡膳食宝塔

出食糖的摄入量,但是多吃糖不仅增加幼儿龋齿的危险,且影响食欲,容易导致挑食、偏食。

卫生·保健加油站

幼儿量米标准（午餐）

小班:0.1～0.13 斤/人;中班:0.12～0.14 斤/人;大班:0.14～0.16 斤/人。

3. 应避免食物

（1）整粒的硬果:花生、瓜子、杏仁及整粒的各种豆类不宜幼儿食用,因为这些食物易误入气管而引起窒息,应煮烂、磨碎或制酱后食用。

（2）带刺或骨的食物:带刺的鱼、带壳的虾蟹、带骨的肉不宜幼儿食用,因为刺和骨可能梗住食物或引起咽和食道的损伤,这些食物应去刺、去壳、去骨后再食用。

（3）刺激性饮料:含酒精的饮料,含咖啡因的浓茶、咖啡、可乐,刺激性调味品,辣椒等均不宜儿童食用。

（4）油炸食品:幼儿有限的咀嚼能力不能在口腔将油炸食品软化,未被软化的油炸食品会损伤儿童娇嫩的口腔和咽部黏膜,引起口腔和咽部的慢性感染。

（5）产气的食物:如洋葱、生萝卜、生番薯等,在肠道易产生气体,引起胀气又不易消化,应少选用。

（二）幼儿膳食烹调

幼儿,尤其是 3 岁左右的儿童,因其年龄小,消化能力有限。为解决消化器官的功能与营养需要之矛盾,也因为成人膳食的加工方式不适宜儿童,如整条的蔬菜,炒肉片、肉丝等,加之成人膳食可能有较多的调味品,也不适宜儿童,因此,幼儿的膳食需单独制作。

幼儿膳食烹调方式多采用蒸、煮、炖等。软饭逐渐转变成普通米饭、面条及糕点;肉类食物加工成肉糜后制作成肉糕或肉饼,或加工成细小的肉丁食用;蔬菜要切碎、煮软;每天的食物要更换品种及烹调方法,一周内不应重复,并尽量注意色香味的搭配。

幼儿膳食的烹调可以不用拘于常规,比如为了保证钙的供给,可将牛奶（或奶粉）加入馒头、面包或其他点心中,用酸奶拌水果色拉也是一种好办法。

（三）幼儿膳食制度

1. 合理分配食物的数量和质量

根据幼儿消化器官的特点,以三餐两点制为宜。食物及营养素分配原则如下:早上活动多,早餐供应要充足,可提供高蛋白食物,脂肪和碳水化合物也可多一些,早餐加早点的食物供热量一般占一天总热量的 30%;午餐宜丰盛,应提供富含蛋白质、脂肪和碳水化合物的食物,午点的热能不要太高,以避免影响晚餐,午餐加午点食物的供热量一般占一天总热量的 40％；晚餐不宜太多，应清淡，易于消化，晚餐食物的供热量一般占一天总热量的 30％。

2. 合理安排进餐次数和间隔时间

幼儿胃的容量小，容易饥饿，早餐和午餐、午餐和晚餐之间的间隔不宜过长或过短，过长会引起饥饿感，过短又会影响食欲。混合食物在胃中停留 4 小时左右，因此两餐之间间隔以 4 小时为宜。

（四）幼儿园食谱编制

幼儿园一周食谱应做到不重复。每周的食谱应在上一周周末公布，便于家长了解，这对日托制幼儿极其重要。家长可根据幼儿园内的食谱做到幼儿园膳食和家庭膳食互补，使幼儿获得最好的营养。

上海市某幼儿园一周食谱

年龄	餐次	周一	周二	周三	周四	周五
1 岁至 3 岁	早餐	牛奶、二米粥、什锦菜碎、炒豆腐干末	牛奶、蜂糕、蛋花菜粥	牛奶、肉末胡萝卜、香菜粥、豆腐乳	牛奶、小米面粥、蛋黄什锦菜碎	牛奶、糖粥、花卷、肝末菜碎
	早点	牛奶、饼干	牛奶、饼干	牛奶、饼干	牛奶、饼干	牛奶、饼干
	午餐	肉末碎青菜面片	荠菜肉末豆腐、米饭	肉末菜碎馄饨	鸡肝饭、鸡汁土豆、胡萝卜泥	肉末菜饭
	午后加餐	牛奶、苹果泥	酸奶、草莓	牛奶、香蕉	酸奶、无籽西瓜	牛奶、去皮番茄
	晚餐	溜鱼肉碎、碎青菜面片	米饭、肉末蔬菜浓汤	米饭、番茄炒蛋、炒碎菠菜	米饭、肉末碎青菜	米饭、鱼松、葱末豆腐
4 岁至 6 岁	早餐	牛奶、白粥、炒豆腐干、青菜丝	牛奶、蛋花粥、松糕	银耳百合糖粥、奶酪夹面包片	菜粥、葱油饼、豆腐乳	白粥、花卷、炒三泥
	早点	牛奶、多样饼干	牛奶、多样饼干	牛奶、多样饼干	牛奶、多样饼干	牛奶、多样饼干
	午餐	米饭、炒鱼片配菜花、玉米面粥	米饭、荠菜肉末豆腐羹	米饭、番茄炒蛋、粉丝菠菜汤	米饭、清炖狮子头、海带汤	肉丝菜饭、冬瓜余鱼丸汤
	午后加餐	牛奶、苹果	酸奶、草莓	牛奶、香蕉	酸奶、西瓜	牛奶、番茄
	晚餐	浓汤肉丝、青菜面	米饭、肉片炒莴苣、番茄蛋汤、碎面片汤	枣泥包、菜肉馄饨	米饭、洋葱炒胡萝卜丝、鸡肉丸、余白菜叶	米饭、溜鱼片、葱油豆腐

卫生·保健加油站

　　学龄前期的儿童处在生长发育期,合理安排早餐十分必要。早餐供能占全天能量的30%,应注重补充丰富的优质蛋白质和钙质,少吃含糖量高的食物,以防蛀牙和肥胖。早餐应以主食为主,副食次之。应包括谷类或薯类、动物性食物、奶类和豆制品、蔬菜水果四类食物。

三、幼儿健康饮食行为的培养

(一) 良好的进餐环境

　　将吃饭的环境整理得清洁、安静。让孩子一起参加开饭前的准备工作,使孩子逐渐产生进餐的兴趣。让孩子与家庭成员或其他孩子一起进餐。让孩子自己吃饭。吃饭时间充裕,但不要超过 30 分钟。

(二) 精心制作和烹调食物

　　孩子的食物要专门制作和烹调,经常改变食物的制作方式,更换食物的品种,并注意食物的色彩搭配和造型,以增加孩子对食物的兴趣。用小份的食物容器,提供小份的食物。营养员要为贫血儿、营养不良的幼儿以及病后儿等提供营养餐,以引起幼儿的食欲,增加进食量。

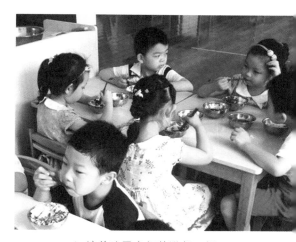

▲ 培养孩子良好的进餐习惯

(三) 家长以身作则,耐心诱导

　　进餐时父母及其他成人要正面诱导孩子对食物的兴趣,绝不要在孩子面前对食物挑肥拣瘦。进餐时不要责骂孩子,避免因责骂而使孩子产生逆反心理。如果孩子暂时不吃某些食物,不必过分强求,可尝试改变食物的制作方法,隔一段时间再做尝试,不要放弃,新食物的尝试次数可达 10~15 次。忌在孩子拒食后以零食喂孩子。允许进餐时孩子的脏乱,以维持和培养孩子对食物的兴趣。

(四) 加强对食物的学习

　　从杂志上剪下食物图片做成拼图或悬挂装饰品,形成营养教育的环境。用食物,如通心粉、豆、果做成图画,让儿童认识食物。制作纸型的水果和蔬菜,强化水果和蔬菜的重要性。模拟种菜、购买食物、烹饪,唱与食物有关的歌,训练对食物的感性认识。

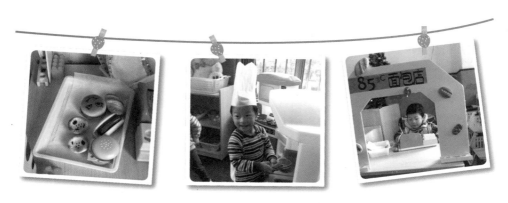

▲ 通过模拟烹饪游戏了解食物

（五） 挑食和偏食的纠正

纠正儿童挑食和偏食的坏习惯，家长和老师不可操之过急，要循循善诱，要有决心、耐心。

四、 幼儿饮食卫生

（一） 食品的选购

幼儿园选购食品，应尽量避免以下几种情况。

1. 腐烂变质的食物

肉类禽类食物的腐败多由细菌引起，蔬菜和水果的腐烂多由霉菌和酵母引起，粮食的霉变多为霉菌引起。腐败变质的食物，微生物污染相当严重，增加致病菌和产毒菌存在的机会，会引起人体不良反应或食物中毒。如花生、玉米霉变容易产生具有很强急性毒性的黄曲霉毒素。

2. 含有致癌因子的食物

腌腊、烘烤、熏制的动物性食物中含有较多亚硝酸胺和多环芳烃的物质，长期使用会导致肝癌、胃癌等。

3. 天然有毒的食物

（1）发芽的马铃薯：发芽的马铃薯或其绿皮部分存在龙葵素，食用后可引起中毒。对生芽较少的马铃薯，可挖掉芽眼及附近的皮肉，将处理好的土豆放入清水浸泡半小时，再煮熟透后食用。

（2）四季豆：生的四季豆含有血球凝集素和皂素等对人体有害的物质。如果加工不充分，食用后就会引起中毒反应，如恶心、呕吐、腹痛、头晕等，严重者会出现心慌、腹泻、血尿、肢体麻木等现象。因此炒四季豆一定要将四季豆煮熟煮透。

（3）生豆浆：生豆浆里含有一种皂毒素，可使人中毒，产生恶心、呕吐、腹痛、腹泻等症状。此外，生豆浆里还有一种抗胰蛋白酶，可降低胃液消化蛋白质的能力。因此，豆浆必须烧开后才能食用。豆浆加热到80摄氏度时会出现泡沫，且随着温度增高泡沫越来越多。其实，这是豆浆受热后产生的泡沫，即"假沸"，豆浆并没真烧开。为了避免误食"假沸"豆浆中毒，应该把豆浆彻底煮开再饮用。看到豆浆沸腾后，要继续加热，再煮8分钟。

除上述有毒食物之外，苦杏仁中含有3%的苦杏仁苷，食用1～3粒就可能引起死亡；鲜黄花菜中的秋水仙碱本身没毒，但是它在胃肠道吸收缓慢，在体内被氧化成氧化二秋水仙碱时，则有剧毒。

4. 含有农药残留、人工色素等有害物质的食物

防止农药残留食物导致中毒，蔬菜、水果等必须洗净浸泡之后才能食用。有些颜色过于鲜艳的水果，可能添加人工色素，也不宜食用。

（二）厨房卫生

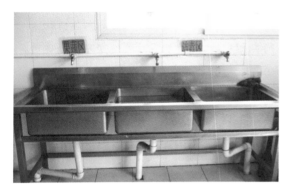

▲ 清洗槽分区

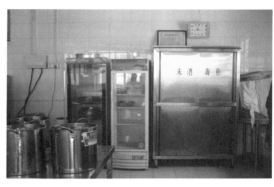

▲ 环境整洁

托幼机构的食堂（营养室、厨房）必须取得当地卫生行政部门发放的卫生许可证。

厨房应有完好的纱门、纱窗，配有冷藏设备以及消毒、盥洗、污水排放、存放垃圾和封闭废弃物的设施。

冷库、保鲜库原材料存放应按规定实行生、熟隔离，成品和半成品隔离，食品、药物与杂物隔离，蔬菜与肉类食物隔离。

餐具、饮具和盛放直接入口食品的容器，使用前必须洗净、消毒，严格执行"一洗二清三消毒四保洁"制度。

（三）炊事人员卫生

1. 定期体检

炊事人员应身体健康，每年健康体检一次，取得健康证方可上岗。

2. 个人卫生

炊事人员应注重个人卫生，做到勤理发、勤洗澡、勤剪指甲、勤换洗衣服。工作服要勤洗勤换，定期消毒。

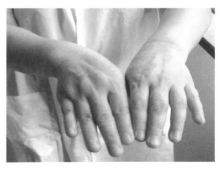

▲ 炊事人员应注重手部卫生

卫生·保健加油站

国民营养计划（2017—2030）

　　继 2016 年中共中央国务院印发《"健康中国 2030"规划纲要》之后，2017 年 6 月 30 日国务院正式印发了《国民营养计划(2017－2030)》(以下简称《计划》)。《计划》全方位布局了国家营养发展未来，重点包括七大实施策略和六大行动，提出了近阶段的手段和措施，特别是将营养融入所有政策标准体系，表达了国家对大众营养的重视和决心，宣传并推广《膳食指南》，力求在 2030 年前降低或消灭一切形式的营养不良。

　　七大实施策略包括：完善营养法规政策标准体系，推动营养立法和政策研究，提高标准制定和修订能力；加强营养能力建设，包括提升营养科研能力和注重营养人才培养；强化营养和食品安全监测与评估，定期开展人群营养状况监测，强化碘营养监测与碘缺乏病防治；发展食物营养健康产业，加快营养化转型；大力发展传统食养服务，充分发挥我国传统食养在现代营养学中的作用，引导养成符合我国不同地区饮食特点和饮食习惯；加强营养健康基础数据共享利用，开展信息惠民服务。普及营养健康知识，推动营养健康科普宣传活动常态化。

　　六大行动计划包括：生命早期 1000 天营养健康行动，提高孕产妇、婴幼儿的营养健康水平；学生营养改善行动，包括指导学生营养就餐，超重、肥胖干预等内容；老年人群营养改善行动，采取多种措施，满足老年人群营养改善需求，促进"健康老龄化"，临床营养行动，加强患者营养诊断和治疗，提高病人营养状况；贫困地区营养干预行动，采取干预、防控、指导等措施，切实改善贫困地区人群营养现状；吃动平衡行动，推广健康生活方式，提高运动人群营养支持能力和效果。

综合任务

　　由于小班幼儿比较挑食、偏食，因此，让他们了解蔬菜的营养，引起他们对蔬菜的兴趣非常重要。保健老师针对这个情况就为小班的幼儿开设了一堂关于蔬菜的宣讲课。

　　(1) 在认识蔬菜宝宝的过程中，大部分小班幼儿能说出常见蔬菜的名称，也能根据自己闻到的味道进行简单的描述。不过，在看到卷心菜的时候，很多孩子说是花菜；被剥成一瓣瓣的大蒜，孩子们也大多不认识。

　　请你罗列一些幼儿容易混淆的、不熟悉的蔬菜，假设你就是保健老师，你会如何引导幼儿认识这些蔬菜？

　　(2) 在宣讲这些蔬菜的营养价值时，孩子们听得不够认真，特别是一些挑食、偏食的孩子，更是东张西望，小动作不断，似乎对老师讲的内容不感兴趣。

　　请你设计几个方案，引导这些挑食、偏食的幼儿，喜欢上蔬菜，喜欢吃蔬菜。

模块四 微生物基础知识与消毒隔离

学习目标

通过本模块的学习,知道微生物基础知识,理解清洁和消毒的重要意义。同时掌握幼儿园保教人员清洁、消毒幼儿园环境以及物品的技能。

学习背景

幼儿园是幼儿生活与游戏的集体场所,幼儿年龄比较小,容易受到外界物质的侵害,因此幼儿园环境、物品的清洁、消毒对于幼儿的健康成长有着重要意义。卫生消毒工作对幼儿园来说是一项必须做好的常规工作,但如何正确做好卫生消毒工作也是一门学问。

探索一 微生物基础知识

今天陈老师让佳佳上讲台演示擦桌子,佳佳心里想:这么简单的事情,我肯定能做好。于是佳佳上台,拿起抹布快速将桌面擦拭了一遍。陈老师在一边笑着不语。佳佳寻思:擦桌子有什么讲究呢? 陈老师拿过佳佳的抹布开始擦桌子,先从左到右,从上到下用力地擦拭桌子,再将抹布翻一面,擦拭桌子的四边。

陈老师对佳佳说:"幼儿年纪小,容易受到各种病菌侵害,清洁工作马虎不得!"

一、微生物的基础知识

致病或非致病的微生物广泛存在于自然界。微生物的生命活动与外界环境有密切的关系,适宜的环境能促进微生物的生长繁殖;环境不适宜时,微生物的代谢活动也随之改变,引起微生物的变异或抑制甚至死亡。所以我们要利用微生物生长繁殖的不利因素,抑制或消灭致病微生物,达到消毒、灭菌的目的。

(1)清洁:指清除物品上的一切污秽,如洗衣服、打扫房间。

（2）消毒：指杀灭物品上的致病微生物，如消毒食具、毛巾、玩具。

（3）防腐：指防止或抑制微生物生长繁殖。

（4）灭菌：指杀灭物体上所有的微生物，包括细菌的芽孢，如注射器的灭菌。

（5）无菌：指物体上没有活的微生物存在，灭菌的结果就是无菌。

二、 外界各种因素对微生物的影响

（一） 物理因素对微生物的影响

微生物一般耐低温而不耐高温。在低温环境中，微生物的新陈代谢降低或相对静止，但不会死亡，所以放入冰箱中的食物，有时间限制。高温对微生物有明显的消灭作用，煮沸 5～10 分钟可以杀死一般细菌繁殖体；蒸汽加热至 100℃经 10～30 分钟，可杀灭细菌繁殖体；气压在 1.05 kg/cm^2、温度达 121℃的高压蒸汽，经 15～30 分钟就可以杀死包括芽孢在内的所有微生物，所以高压蒸汽灭菌是一种迅速而彻底的灭菌方法。

紫外线也具有杀菌作用，但紫外线不能穿透玻璃，只适用于物体表面及空气的消毒。日光消毒主要是利用日光中的紫外线起杀菌作用，是简便而经济的方法。

（二） 化学因素对微生物的影响

许多化学物质能够抑制或杀死微生物，已广泛应用于消毒、防腐及治疗疾病。化学物质在高浓度时能杀菌，称为消毒剂；而在低浓度时有抑制作用，可作防腐剂。

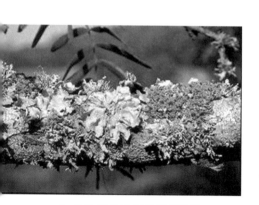

▲ 共生是自然界的常见现象

消毒剂作用效果受多种因素的影响，一般来说，消毒剂浓度越高，作用时间越长，杀菌效果就越好（酒精除外）；环境中的有机物对细菌有保护作用，并同时与消毒剂发生化学反应而减弱消毒剂的杀菌效果，故在消毒皮肤及器械时应先洗净再消毒，如对便器的消毒。

（三） 生物因素对微生物的影响

微生物在自然界不仅受到物理和化学因素的影响，微生物与微生物之间也存在着各种相互作用的关系，两种或两种以上微生物在一起，彼此都有利于生长繁殖，称为共生；相反，一种微生物对另一种微生物的生长有抑制作用，称为拮抗。

三、 隔离和消毒的基本知识

（一） 隔离

1. 隔离的概念

将传染病人或带菌者安排在特定环境中，不与外界接触，使患者能得到及时的隔离治疗，以便于管理和消毒，目的是防止传染源向外扩散。

2. 隔离的方式

（1）住院隔离：对法定传染病均应按病种要求送医院隔离治疗。

（2）家庭隔离：对于某些轻型传染病，如水痘、腮腺炎、手足口病等，病情不严重的患儿可采取家庭隔离的方式，并由社区医务人员上门指导护理患儿和消毒的具体方法。

（3）隔离室隔离：对某些传染病症状轻微者，如水痘、腮腺炎、痢疾带菌者等，住院有困难，家中又无人照顾，托幼机构有条件的，可留在隔离室。同一病种安置在同一房间，但不同病种的患儿不能同处同一房间。隔离室一切物品必须专用，并按病种要求进行消毒，未经消毒的物品不得拿出室外。隔离室由专人负责，做好患儿观察护理及消毒工作，并做好记录。非隔离室的工作人员不得进入，患儿离开后，必须做好终末消毒。

 卫生·保健加油站

终末消毒

终末消毒是指当病人或带菌者已离开，在疫源地进行最后一次彻底消毒。如托幼机构发生了传染病后，应对发病班级进行终末消毒。

幼儿园必须设立单独的隔离室，隔离室需和教室、活动室、卧室等场所分开。隔离室里设有单独的卫生间以及洗手池。

隔离室里的物品一定是专室专用，单独在隔离室里完成清洁、消毒。

▲ 隔离室要有明显标志

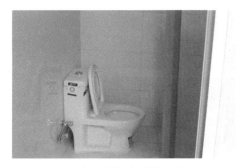

▲ 隔离室里要有单独卫生间

3. 检疫期限

接触过传染病人的人叫接触者。对接触者进行医学观察称检疫。检疫期限是从最后一例传染病人隔离起至该病最长潜伏期为止。如医学观察期间出现新病例，则从最后一个病人隔离日起重新计算医学观察期。

托幼机构中发生传染病，应做好发病登记并及时做好传染病报告，立即隔离传染病（或疑似）患者，发病班级做好终末消毒。凡与传染病患者密切接触的儿童及保育员均应作为医学观察的对象，在观察期不并班、升班和接收新生。医学观察期间，环境及各种物品应严格按要求进行消毒。发病班级的饮食用具，要与其他班分开消毒和存放。

（二）消毒

1. 消毒的分类

（1）疫源地消毒：对现在存在或曾经存在传染源的疫源地进行消毒，称为疫源地消毒。目的是杀灭由传染源排出的病原体。根据实施消毒时间的不同，可分为终末消毒和随时性消毒。

（2）预防性消毒：没有发现明显的传染源，但场所和物品可能受病原体的污染，也需进行消毒。如托幼机构的玩具、食具、毛巾、茶杯、便器等，每日进行 1～2 次消毒均属于预防性消毒，目的同样是切断传播途径。

2. 消毒灭菌的方法

（1）天然消毒法：用物理因素杀灭或消除病原微生物及其他有害微生物，如日光暴晒和自然通风。常用于被褥、床垫、图书、课堂空气等的消毒处理。不过受气候影响，消毒效果有局限性。

（2）物理灭菌法：主要有煮沸消毒和高压蒸汽灭菌法两种。

煮沸消毒是托幼机构常用的一种简便、有效的消毒方法。常用于毛巾、食具、茶具等消毒。水煮沸后开始计时，一般消灭细菌需煮沸 10 分钟，消灭病毒需煮沸 20 分钟，消灭细菌芽孢需煮沸 90 分钟。

高压蒸汽灭菌法是热消毒中效果最好的一种方法，高压蒸汽灭菌因蒸汽处于高压下，穿透力强，强度高，所以杀菌效果比流通蒸汽好。灭菌时应按物品特性、需要杀灭微生物的种类选择适当灭菌时间和温度。灭菌的物品要耐高热。

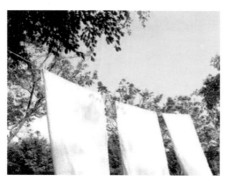
▲ 日光暴晒消毒

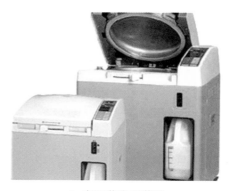
▲ 高压蒸汽灭菌器

（3）化学消毒法：利用药物杀灭病原微生物的方法，所用药物称化学消毒剂。适用于托幼机构用品的化学消毒剂有：含氯消毒剂、过氧乙酸、碘伏。

3. 消毒剂的种类

（1）含氯消毒剂。可以杀灭一切致病微生物，适用于环境、水、玩具、便器等的消毒。可以用浸泡法、抹擦法、喷雾法、干粉消毒法进行。含氯消毒剂避光、密封保存，在有效期内使用，现配现用。含氯消毒剂不宜用作金属器械、有色织物的消毒。消毒时若存在大量有机物，应适当提高使用浓度或延长消毒时间或进行两次消毒。

（2）过氧乙酸。可以杀灭一切微生物，可用于体温表、压舌板、手、衣服、空气等的消毒。可以用浸泡法、抹擦法、喷雾法、熏蒸法进行消毒。过氧乙酸化学性质不稳定，溶液应现配现用每天更换。过氧乙酸对金属有腐蚀作用，最好用塑料容器存放溶液；对天然纤维织物有漂白和褪色作用，消毒后应尽快用清水洗净。

（3）碘伏。可以杀灭细菌繁殖体、部分真菌与病毒，适用于皮肤、黏膜等消毒。可用浸泡法、刷洗法进行消毒。碘伏应阴凉处避光、防潮、密封保存。消毒时若存在大量有机物，应适当提高消毒液的浓度或延长作用时间或进行两次消毒。

4. 常用消毒液的配置

幼儿园通常会由保健老师或是保教人员在保健老师的指导下，配置消毒溶液。保教人员需要掌握配置溶液的基本知识，会正确操作配置消毒溶液。

（1）配制 0.5% 过氧乙酸消毒液 5000 mL。

首先正确计算消毒液及水的用量：配制浓度×配制数量＝所需的药量，配制数量－所需的药量＝用水量。

则配制 0.5% 过氧乙酸消毒液 5000 mL 所需药量为：0.5%×5000 mL＝25 mL，用水量为5000 mL－25 mL＝4975 mL。

正确使用器皿及容器：使用器皿、量杯；容器内先放水然后用量杯加液。

规范操作步骤：先用量杯放 4975 mL 清水，放台上平视；加入 25 mL 过氧乙酸搅拌均匀；加盖、然后贴上明显标签；放在幼儿拿不到的地方；现配现用。

（2）配制含 250 mg/L 有效氯消毒液 1500 mL。

首先正确计算消毒药及水的量：配制浓度×配制数量＝所需药液。

则：250 mg/L×1500 mL÷1000 mL＝375 mg。

正确使用器皿及容器：使用器皿、量杯；容器内先放水然后加消毒灵药。

规范操作步骤：先用量杯放 1500 mL 水，放台上平视；加入 375 mg 消毒灵（泡腾片每片500 mg，所以加 3/4 片）；搅拌融化；用试纸测试一下；加盖、然后贴上标签；放在幼儿拿不到的地方；现配现用。

探索二　　清洁与消毒

　　佳佳看见保育员在清洁、消毒盥洗室，陈老师关照佳佳在旁仔细观察。佳佳想：打扫卫生又没有多大学问，这有什么好观察的？陈老师指着几个淡绿色的桶说，这里面是清洁、消毒使用的毛巾。佳佳问："这么多？"陈老师点头："幼儿园物品的清洁和消毒都要专巾专用，不同的物品需用不同的毛巾。"佳佳恍然，原来清洁、消毒有这么多的学问。

一、　幼儿园环境的清洁与消毒

（一）户外场地的卫生工作

　　每天早上在幼儿入园前清扫户外场地，保持地面干净、干燥，无杂物；操场上或过道上不停放自行车、不堆放杂物。要引导和教育幼儿保持户外场地的干净整洁，不乱丢垃圾、不随地吐痰。

　　每天早上还要用湿抹布擦拭大型运动器具的表面，保持幼儿所接触的玩具清洁。每个星期用消毒液擦拭大型运动器具的表面，进行器具的消毒。

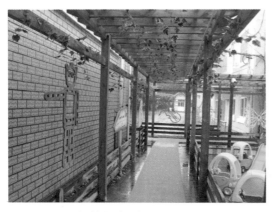
▲ 保持走道通畅、无异物堆积

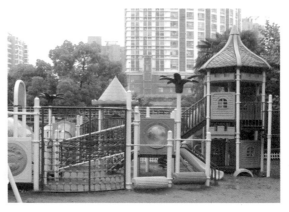
▲ 大型运动器具每天擦拭

（二）室内环境的卫生工作

1. 活动室、卧室的清洁与消毒

　　每天一早打开活动室、卧室的窗户，保持活动室和卧室空气的流通。有条件的情况下，等幼儿离园后可以用紫外线照射消毒。

　　每天用两块抹布（一块清水抹布，一块消毒抹布），从上到下，擦拭活动室、卧室的物体表面,比如门窗、窗台、桌椅、玩具柜等。每天清洁地面,先扫掉垃圾,然后用半干半湿的拖把拖干净地面。在幼儿进入活动室或者卧室之前,若地面没有干,应用干拖把拖干地面,防止打滑。要保持物体表面没有灰尘,物品摆放整齐,引导幼儿使用完毕放回原处。

引导幼儿保持室内环境整洁,不随地乱扔垃圾,知道垃圾桶的位置,能够把垃圾扔到垃圾桶里,培养幼儿的良好习惯。

2. 盥洗室的清洁与消毒

每天一早打开盥洗室的窗户,保持盥洗室空气的流通,并做好清洁工作。盥洗室做到通风干燥、无污垢、无臭味,无蝇。

盥洗室的打扫原则是从上到下,从轻污染区域到比较清洁的区域再到脏污的区域。每天先清洁后消毒,从上到下擦拭镜子、洗手台面、水龙头、墙面瓷砖及便器扶手。洗手池定期用去污粉、洁瓷精擦净,保持无污垢、无污渍。便池冲水后用刷子洗刷干净,然后用消毒液消毒,浸泡30分钟,定时用洁厕液去污。便池踏脚处和放便盆的架子也应清洁消毒,最后拖净地面,并保持干燥。每天清洁消毒两次,即在幼儿午睡时和幼儿离园(所)后各全面打扫一次。幼儿使用完盥洗室,也应进行简单的打扫。比如:老师带领幼儿户外活动时,趁机快速地将盥洗室的便池用刷子刷洗干净,防止盥洗室积聚臭味。

毛巾、抹布、拖把、刷子、橡胶手套等清洁用具每班专用,清洁完毕后放在固定的位置,做好标识。(每个盥洗室都有一个小储藏间,里面放置干性拖把和湿性拖把,有专门的清洗水斗,所有清洁用具必须在专用水斗里清洁干净)

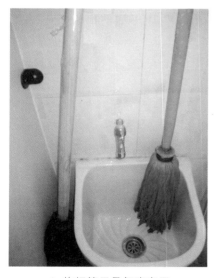
▲ 拖把等用具每班专用

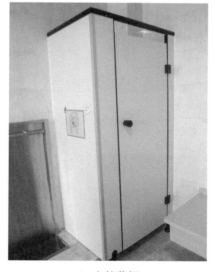
▲ 小储藏间

清洁用具要用一次清洗一次,并且定期进行消毒。盥洗室垃圾不过夜,每天幼儿离园后倒尽垃圾,洗干净垃圾桶,并进行定期消毒。

如果有班级发生传染病，要加强消毒。

3. 营养室的清洁与消毒

幼儿园营养室要专人管理，在操作期间，只有营养员可以进出营养室。

营养室的物品要摆放整齐，保持干净、整洁、有序。

营养员每天早上打开营养室窗户，保持室内空气流通，并且注意固定窗钩。熟食间、生食间以及操作间每日分开清洁和消毒。清洁熟食间时，要为熟食间准备两块专用抹布，先用其中一块抹布按顺序擦拭操作台、熟食架，再按照由里向外的顺序擦拭升降机；然后换另外一块抹布，用清水擦拭窗台、纱窗、电器开关；最后用半干半湿专用拖把清洁地面。消毒时，先配置 250 mg/L 的有效氯消毒液擦拭操作台、熟食架、升降机等，然后配置双倍浓度的 500 mg/L 的有效氯消毒液消毒地面。

为生食间也要准备专用抹布，按顺序清洁工作台、水池，用专用拖把清洁地面。生食间的消毒与熟食间相同，先配置 250 mg/L 的有效氯消毒液消毒工作台、水池，再配置 500 mg/L 的有效氯消毒液，用专用拖把消毒地面。

操作间的清洁与消毒，同样要用专用抹布，先配置 250 mg/L 的有效氯消毒液，按照顺序消毒操作台、蒸饭箱外面、大小灶台、水池、刀架、盛器架以及窗台等。再配置 500 mg/L 有效氯消毒液，用专用拖把（干性、湿性）拖干净地面。

4. 走廊

保持走廊畅通，每天擦拭走廊的墙壁、栏杆等幼儿可接触的地方，再用消毒液擦拭。走廊通道不堆杂物，窗台、栏杆下面没有攀爬物。

每天清洁走廊地面，用半干半湿的拖把拖干净地面，再用干拖把拖干地面，保持地面的干净、干燥、整洁。

二、幼儿园用品的清洁与消毒

（一）餐具的清洁及消毒（奶具、碗、盆、杯、筷、勺、夹等）

在幼儿用餐或者吃完点心后，应尽快把餐具带到操作室里清洗干净。首先用温的洗洁精水浸泡；然后用专用抹布由里向外清洗，注意碗（杯）的口、边、底、柄是否清洗干净；最后用流动水反复冲洗，直到冲洗干净。洗净的食具应排列整齐，放入专用的盛器内，并送到指定地点进行消毒。

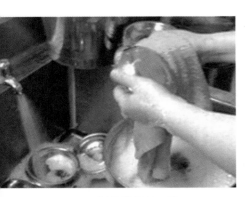
▲ 餐具要反复冲洗

目前很多幼儿园采用的消毒方式是煮沸消毒法和蒸汽消毒法。消毒工作由营养员实施。营养员在使用煮沸消毒法时，水面应浸没所有食具（即水面高于物体面），水煮沸后计时 10 分钟，消毒完毕；用蒸汽消毒法时，餐具放置时一定要松散，不厚叠压紧，水煮沸冒蒸汽后计时 30 分钟。餐具消毒完毕后，营养员将食具沥干、倒放，然后放进熟食间保洁存放；杯子放入消毒杯架，杯口朝上，杯柄朝外，拿杯子的时候注意手不碰杯口。

所有的餐具应该用一次，清洗一次，消毒一次。

（二） 幼儿毛巾的清洁及预防性消毒方法

幼儿使用过的毛巾应及时拿到操作室清洁消毒。先用洗涤剂清洗，然后用流动水冲洗干净。洗干净的毛巾应该松散地放入待消毒的盛器中，不应厚叠或扎紧。

清洗干净的毛巾可以用煮沸消毒法和蒸汽消毒法进行消毒。煮沸消毒时水面要超过物面（毛巾），水沸腾后计时 10 分钟；蒸汽消毒时毛巾要抖松，不厚叠压紧，水沸腾冒蒸汽后计时30 分钟。

幼儿使用的擦脸毛巾和擦手毛巾，做到一人一巾，要用一次，清洗一次，消毒一次。

（三） 茶桶的清洁与消毒

茶桶的清洁和消毒也马虎不得。

每天幼儿离园后，倒净桶内剩余的水。早上幼儿入园前，应用流动水、专用抹布由内到外清洗茶桶内壁、外壁和桶盖，注意饮水桶的边缘以及水龙头都要清洗干净（定期用小刷子刷洗水龙头，防止水垢）。再倒入适量开水（左右或螺旋）晃动茶桶，冲洗桶内壁，然后放开水龙头冲洗，最后将水倒净。为幼儿预备的水温度最好在 40 度左右，根据季节适度调整，冬天热一点，夏天凉一点，把饮水桶放在饮水柜里，上盖、加锁，放在固定的地方。

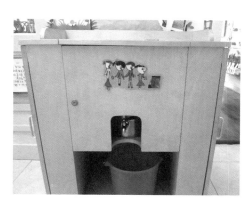
▲ 茶桶柜每日擦拭

每周消毒饮水桶 1～2 次，先用消毒抹布由里向外擦洗茶桶内外和桶盖，然后再放在流动水下反复冲洗至没味道。用小刷子把饮水桶龙头内洗干净，再倒入适量开水（左右或螺旋）晃动，冲洗桶内壁，放开水龙头冲洗，最后将水倒净。

除了茶桶，茶桶柜也要定时清洁及消毒。每天早上用专用抹布、清水擦拭茶桶柜，从内到外，注意边、角。定期消毒茶桶柜，用专用抹布，配置消毒水擦拭茶桶柜，然后用清水擦拭干净。

（四） 玩具的清洁与消毒

大型玩具每天用清水擦拭一次，每周要用肥皂粉刷洗一次。小型玩具每天要进行归类、整理和清洁。塑料玩具先用洗涤剂清洗，然后用流动水冲洗干净，再晾干、备用；木质玩具用清水抹布擦洗，晾干、备用。

玩具一般每周消毒一次，在周五幼儿离园以后进行。塑料玩具先用洗涤剂清洗再用流动水冲洗干净，沥干，消毒液浸泡 30 分钟，取出，用流动水冲洗干净，晒、晾干；木质玩具先用清水抹布擦拭干净，再用消毒液擦拭，最后用清水擦干净。

当幼儿园发生传染病的时候，玩具要每天进行消毒，并且消毒液的浓度要加倍。

（五）席子清洁及消毒

每天用温水擦洗席子。擦席子之前先要擦操作台，然后将席子用温水从左到右仔细用力擦洗一次，席子反面也要擦。擦洗一床席子，在清水里搓洗一次布，再擦另外一条。擦洗完晾干对折备用，注意席子不能卷起来。

席子定期用消毒液擦拭，每周消毒 1～2 次。注意夏季高温天气、班级发生传染病以及多名幼儿共用的大席子需要每天消毒。配置消毒液浓度 250 mg/L 或 0.2% 的过氧乙酸，用力擦拭席子，过 20 分钟后再用温水擦拭一遍，放阴凉处晾干，对折备用。

换季时要清洁、消毒席子，晾干后对折收藏；再次使用前，也要清洁、消毒席子，晾干后再用。

（六）被子、床单、枕套的清洁及消毒

幼儿用的被子、床单、枕套每月清洗 1～2 次，棉被、被褥每两周晒一次太阳，可根据天气情况适当进行调整。周五或者节假日的时候可提醒家长将用品带回去洗晒；如果没有将物品带回家，幼儿园的保教人员应帮助洗晒。发现被褥、棉被等有脱线的，应及时提醒家长带回去缝合，或帮助其缝合。

（七）桌子、椅子的清洁与消毒

保教人员每天来园要清洁、消毒桌子，用清水擦拭桌面、四边，擦桌子时应适度用力有序地来回擦拭。每周要擦拭椅子，婴托班每天擦拭一次，先椅面、棱角、椅背，再椅脚、横杆。桌椅要做到无尘垢、无积灰。

餐前 20 分钟要消毒桌面。先用干净的湿毛巾擦净桌面，再把消毒毛巾在消毒液里搓洗几次，擦拭消毒桌子，然后保持 20 分钟使其自然干燥。如果无法短时间自然干燥则采用蒸汽消毒巾从上到下、从左到右有力度地擦干，抹布翻一面擦桌子四周边角。

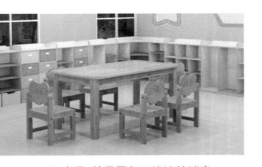

▲ 桌子、椅子要每日清洁并消毒

桌椅的清洁
与消毒

便器的清洁
与消毒

每周消毒一次椅子，婴托班的椅子要每天都消毒。消毒时，先用清水抹布按照椅面、棱角、椅背，再椅脚、横杆的顺序擦拭干净，然后再用消毒抹布擦拭一遍。

（八）便盆的清洁与消毒

幼儿使用的便器，使用后应该立即冲洗干净。保教人员应引导和提醒幼儿上完厕所自己冲水。

便盆一天清洁两次，分别于中午幼儿午睡时和下午幼儿离园后。应用刷子刷洗便池凹槽、抽水马桶的内侧以及便盆的内侧（定期使用洁厕液）；用专用抹布擦拭便盆的外侧、抽水马桶的水箱、盖子等。便盆、便池、抽水马桶擦后用

清水冲净。

对便盆消毒时，应将其浸没在消毒池或大消毒桶内，加盖，浸泡 30 分钟。小马桶内侧、便池凹槽、脚踏等先用消毒水刷洗干净，然后在小马桶内、便池凹槽内，放置消毒液浸泡 30 分钟。消毒便器的抹布应专用，使用时勤搓洗抹布，用消毒抹布擦拭抽水马桶水箱、盖子、便池隔板等。消毒抹布使用后洗净放固定地方。

小便盆（抽水马桶、便池）均每天消毒两次，时间也是在中午幼儿午睡时和下午幼儿离园后；大便盆用一次消毒一次，用后立即冲洗干净、晾干、备用。

如果班级内发生传染病，需要加强消毒。

三、个人清洁卫生

幼儿进园时、用点心前、进餐前、如厕后、外出活动回来、美工活动后都要用流动水和肥皂或者洗手液洗手；户外活动饮水前要用消毒毛巾擦手；早、晚要洗脸、刷牙，饭后要擦脸、漱口，有条件的幼儿园也可以让幼儿午餐后刷牙。

幼儿要保持衣物整洁，勤换内衣裤，勤换衣裤。引导幼儿进餐后、饮水后，不用袖子擦嘴；进餐的时候不把油渍弄到衣裤上；画画的时候不把颜料弄到衣裤上面。

要引导幼儿养成良好的卫生习惯，不乱扔垃圾，知道垃圾桶的位置，能够把垃圾扔到垃圾桶里。引导幼儿不随意在地板上爬行，不随地吐痰，不咬指甲，不吮吸手指，不用手揉眼睛等。

若是寄宿制幼儿园，保教人员要帮助、指导幼儿每天专人、专巾、专盆洗屁股、洗脚、勤洗头、洗澡、勤剪手指甲、脚趾甲。对于不住宿的幼儿，保教人员也要提醒家长每周为幼儿剪指甲，每两周剪趾甲。

身为幼儿园工作人员，保教工作人员也要注意自己的仪容仪表，不染夸张颜色的头发，不佩戴戒指，不穿奇装异服，不留长指甲，不涂抹指甲油，衣裤、鞋子要方便活动。卫生习惯上要以身作则，为幼儿树立良好榜样。

探索三　托幼机构隔离与发生传染病后的消毒

佳佳实习所在的班级有一个小朋友在国庆长假期间患上腮腺炎，家长没有及时通知老师。10 月 10 日幼儿来园，家长才告知卫生保健老师幼儿的病情。卫生保健老师马上建议家长带幼儿回家休息，并且告知家长要有医院开具的复课证明才能带孩子重回幼儿园。家长带该幼儿离开后,幼儿园马上启动应急预案。佳佳不解:该幼儿是在家里发病的,为什么还要加强园内消毒呀?

幼儿园人群聚集性高,幼儿由于年龄小,抵抗力相对成人差,因此容易感染传染病。幼儿园的工作人员要密切关注孩子,一旦有疑似传染病源进入或发生其他紧急状况,应立即采取应急措施。

一、 幼儿园防止病源扩散的应急措施

（一） 及时隔离并通报

一旦发现幼儿疑似传染病,立即通知家长带幼儿去医院检查,检查结果要及时反馈给幼儿园,以便幼儿园做好相应处理工作。若家长无法第一时间赶到,幼儿园应将幼儿安置在隔离室,由专人照顾。照顾人员要固定,且不串班,不与健康幼儿接触,不进厨房。同理,照顾健康班的工作人员不能进入隔离室。隔离室的玩具、用具,必须单独使用,并定期进行严格消毒。疑似患儿吃剩的东西绝对不能让别人吃。隔离时间严格遵照各传染病规定的期限。

确诊该名幼儿是传染病患者,卫生保健老师要及时地上报所在地区的儿保所和疾控中心。

（二） 加强病源所在班级日常管理

对患儿所在班级的教室、经过的走道、之前接触过的物品等,要用 500 mg/L 有效氯消毒液(特殊传染病浓度加倍)进行彻底终末消毒;对厕所、清洁用具、便器等,要用 1000 mg/L 有效氯消毒液消毒(特殊传染病浓度加倍);幼儿所在的班级要进行检疫隔离,时间根据传染病的医学观察期而定。

检疫班级所使用的杯子、餐具、毛巾、玩具等物品,全部先消毒后清洗再消毒,消毒时间、消毒浓度都要比平常加倍。设置专门的消毒室进行操作,消毒好的杯子、餐具、毛巾、玩具等与其他班级分开存放。

检疫班级不能参加学校的集体活动和任何户外活动。幼儿进餐在教室内进行,饭菜、汤和点心由保教人员送入教室。检疫期间不升班、并班和拆班。

该班级幼儿早上入园、下午离园走边门。如果幼儿园没有边门,可以进行错峰上下学。比如,检疫班级比其他班级早上晚到 15 分钟,放学的时候比其他班级晚走 15 分钟,直到检疫期结束为止。班级中出现 3 例以上同类传染病,所在班级要进行关班处理。

保教人员对检疫班级的幼儿加强晨检,观察他们的饮食、精神、大小便、体温等是否异常,特别关注流行传染病特殊症状,发现异常情况及时进行相关处理。

（三） 做好宣传、沟通工作

保教人员要做好相关疾病的预防和应对的宣传工作,多与检疫班级的家长沟通,争取家

长配合做好班级检疫观察期间的工作，引导家长对幼儿进行观察。

二、传染病的预防和消毒工作

（一）预防性消毒

如果幼儿园发生了传染病，一定要做好各种预防性消毒，防止蔓延，如下表所示。

消毒对象	预防性消毒	备注
室内空气	1. 开窗通风，每日 2～3 次，每次 30 分钟以上； 2. 紫外线消毒，1.5 W/m³，作用 30 分钟	开窗通风效果不良时辅以人工通风和紫外线消毒
体温表	1. 清洗擦干后放入 1000 mg/L 有效氯中浸泡 30 分钟； 2. 冷开水冲洗后放入 75% 酒精溶液中备用； 3. 每天更换一次	肛表与口表应放入不同容器里消毒与保存，并需要全部浸入消毒液内
餐饮具、毛巾	1. 煮沸 10 分钟； 2. 流通蒸汽消毒 30 分钟以上； 3. 250 mg/L 有效氯消毒液浸泡 30 分钟	毛巾不适用含氯消毒剂浸泡
茶水桶	内部每天用清水洗净后再用热水冲洗，每周一次含 250 mg/L 有效氯消毒液擦拭	
桌、椅、玩具及一般表面，校车内表面	每天一次含 250 mg/L 有效氯消毒剂擦拭或浸泡 20 分钟（玩具每周一次，由保教人员在周五幼儿离园后进行清洁、消毒）	作用时间到后，用清水去除残留消毒剂
熟食台、营养室、专用揩布	含 250 mg/L 有效氯消毒剂浸泡 20 分钟	作用时间到后，用清水去除残留消毒剂
清洁用具	含 500 mg/L 有效氯消毒剂浸泡 30 分钟	
盛装吐泻物的容器、痰盂、痰杯、便器	含 1000 mg/L 有效氯消毒剂揩擦或者浸泡 30 分钟	
手	1. 肥皂流动水（幼儿、保教人员）； 2. 快速手消毒剂（晨检人员、营养员）	
复用压舌板	清水洗净，包装后压力蒸汽灭菌	
一次性使用压舌板	使用黄色包装袋收集后定期送社区卫生服务中心	

消毒对象	预防性消毒	备注
晨检牌	清洗后，含 250 mg/L 有效氯消毒液浸泡 30 分钟，清洗后晾干	
被褥、书本	阳光下暴晒 30 分钟以上	阴雨天采用紫外线消毒 30 分钟以上

（二）发生传染病时的消毒

托幼机构发生一般传染病后各类物品的消毒如下表所示。一般传染病是指水痘、流行性腮腺炎、风疹、细菌性痢疾等。

消毒对象	发生一般传染病时的消毒	备注
室内空气	1. 开窗通风，每日 2～3 次，每次 30 分钟以上； 2. 紫外线消毒，1.5 W/m³，作用 1 小时	开窗通风效果不良时辅以人工通风和紫外线消毒
患者吐泻物、分泌物（粪、尿、呕吐物、痰液、血液、体液等）	1. 一份粪便或吐泻物以 1/20 分漂白粉或加 2000 mg/L 有效氯消毒溶液，充分搅匀加盖消毒 1 小时； 2. 血液、体液、尿液：加含氯消毒剂使最终浓度达 1000 mg/L，充分搅匀加盖消毒 1 小时	
体温表	1. 清洗擦干后放入 1000 mg/L 有效氯消毒液中浸泡 30 分钟； 2. 冷开水冲洗后放入 75％酒精溶液中备用； 3. 每天更换一次	肛表与口表应放入不同容器里消毒与保存，并需全部浸入消毒液内
餐饮具、毛巾	1. 煮沸 15 分钟； 2. 流通蒸汽消毒 30 分钟以上； 3. 500 mg/L 有效氯消毒液浸泡 30 分钟	毛巾不适用含氯消毒剂浸泡
茶水桶	内部每天用清水洗净后再用热水冲洗，每周一次含 250 mg/L 有效氯消毒液擦拭	
桌、椅、玩具及一般表面，校车内表面	每天一次含 500 mg/L 有效氯擦拭或浸泡 30 分钟	作用时间到后，用清水去除残留消毒剂
熟食台、营养室、专用揩布	含 500 mg/L 有效氯消毒剂揩擦或者浸泡 30 分钟	作用时间到后，用清水去除残留消毒剂

续　表

消毒对象	发生一般传染病时的消毒	备注
清洁用具	含 1000 mg/L 有效氯消毒剂揩擦或者浸泡 30 分钟	
盛装吐泻物的容器、痰盂、痰杯、便器	含 1000 mg/L 有效氯消毒剂揩擦或者浸泡 30 分钟	
手	1. 肥皂流动水(幼儿、保教人员); 2. 快速手消毒剂(晨检人员、营养员)	
复用压舌板	先用 1000 mg/L 有效氯消毒液浸泡 30 分钟,再清水洗净,包装后压力蒸汽灭菌	送到各社区卫生服务中心高压灭菌
一次性使用压舌板	使用黄色包装袋收集后定期送社区卫生服务中心	
晨检牌	含 500 mg/L 有效氯消毒液浸泡 30 分钟,清洗后晾干	
被褥、书本	阳光下暴晒 30 分钟以上	阴雨天采用紫外线消毒 30 分钟以上
垃圾	用双层垃圾袋收集后用 1000 mg/L 有效氯消毒剂喷雾作用 2 小时	

托幼机构发生特殊传染病时要按照上级部门的规定,在卫生保健老师的指导下,保教人员要做好清洁、消毒工作,具体见下表。特殊传染病指病毒性肝炎、结核、炭疽、脊髓灰质炎等。

消毒对象	发生特殊传染病时的消毒	备注
室内空气	1. 开窗通风,每日 2～3 次,每次 30 分钟以上; 2. 紫外线消毒,1.5 W/m³,作用 1 小时	开窗通风效果不良时辅以人工通风和紫外线消毒
患者吐泻物、分泌物(粪、尿、呕吐物、痰液、血液、体液等)	1. 一份粪便或吐泻物以 1/5 份漂白粉或加 2000 mg/L 有效氯消毒溶液,充分搅匀加盖消毒 1 小时; 2. 血液、体液、尿液:加含氯消毒剂使最终浓度达 1000 mg/L,充分搅匀加盖消毒 1 小时	
体温表	1. 清洗擦干后放入 1000 mg/L 有效氯消毒液中浸泡 30 分钟; 2. 冷开水冲洗后放入 75% 酒精溶液中备用; 3. 每天更换一次	肛表与口表应放入不同容器里消毒与保存,并需全部浸入消毒液内

续　表

消毒对象	发生特殊传染病时的消毒	备注
餐饮具、毛巾	1. 煮沸 20 分钟； 2. 流通蒸汽消毒 30 分钟以上； 3. 1000 mg/L 有效氯消毒液浸泡 30 分钟	毛巾不适用含氯消毒剂浸泡
茶水桶	内部每天一次用清水洗净后再用热水冲洗，每周一次含 250 mg/L 有效氯消毒液擦拭	
桌、椅、玩具及一般表面，校车内表面	每天一次含 1000 mg/L 有效氯擦拭或浸泡 1 小时	作用时间到后，用清水去除残留消毒剂
熟食台、营养室、专用揩布	含 1000 mg/L 有效氯消毒剂揩擦或者浸泡 1 小时	作用时间到后，用清水去除残留消毒剂
清洁用具	含 1000 mg/L 有效氯消毒剂揩擦或者浸泡 1 小时	
盛装吐泻物的容器、痰盂、痰杯、便器	含 2000 mg/L 有效氯消毒剂揩擦或者浸泡 1 小时	
手	1. 肥皂流动水（幼儿、保教人员）； 2. 快速手消毒剂（晨检人员、营养员）	
复用压舌板	含 1000 mg/L 有效氯消毒液浸泡 1 小时，再清水洗净，包装后压力蒸汽灭菌	送到各社区卫生服务中心高压灭菌
一次性使用压舌板	使用黄色包装袋收集后定期送社区卫生服务中心	
晨检牌	含 1000 mg/L 有效氯消毒液浸泡 1 小时，清洗后晾干	
被褥、书本	阳光下暴晒 1 小时以上	阴雨天采用紫外线消毒 30 分钟以上
垃圾	用双层垃圾袋收集后用 1000 mg/L 有效氯消毒剂喷雾作用 2 小时	

综合任务

　　下面表格是某幼儿园传染病报告本，请尝试编写一个腮腺炎的病例，并且进行处理情况记录。

　　在描述处理情况时可以重点记录：(1)幼儿园启动的消毒、隔离措施；(2)与家长的沟通；(3)检疫班级的医学观察。

××幼儿园传染病报告本

幼托机构名称：	联系电话：
幼儿所在班级：	
幼儿姓名：	年龄：
家长姓名：	联系电话：
家庭住址：	
发病日期：	报告日期：
诊断日期：	诊断单位：
所患疾病名称：腮腺炎	
隔离时间：	
痊愈日期：	诊断单位：
返园日期：	
处理情况记录：	

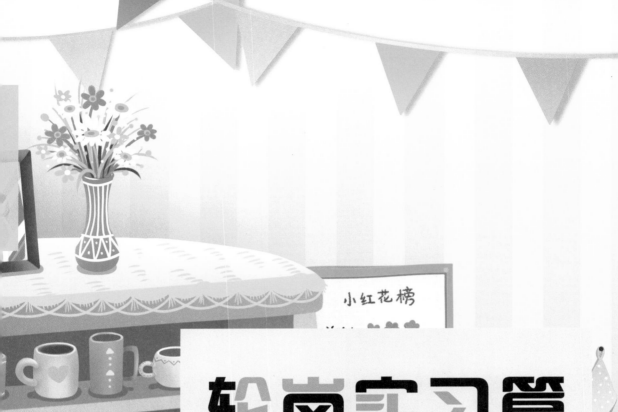

轮岗实习篇

LUN GANG SHI XI PIAN

小红花榜

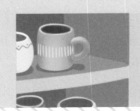

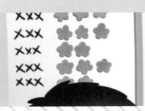

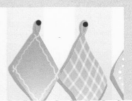

模块五 入园、离园环节卫生保健

学习目标

通过本模块的学习,知道入园、离园环节的基本卫生保健工作的内容,理解入园、离园环节卫生保健的重要性。掌握如何为幼儿创设良好环境以及心理氛围的技能,让幼儿爱上幼儿园。

学习背景

入园和离园是幼儿园一日生活的开始和结束,掌握这两个环节的卫生保健工作,让幼儿开心入园、开心离园,是我们每一个未来从事学前教育工作的人必须掌握的技能。

探索一 入园第一步——爱上幼儿园

今天开始,佳佳到幼儿园小班实习,信心满满的她早早来到幼儿园。7点45分开始,幼儿陆续来园。由于是刚入学,小班里都是新生,当天早上状况频发:幼儿在教室门口不愿进去,缠着家长不松手,有的在不停大声哭泣;家长一边安抚幼儿,边将席子、毯子交给老师,还不忘叮嘱老师自家宝宝的一些状况。佳佳手忙脚乱地跟着陈老师打转,不禁自问:这到底该怎么做才好呀?

幼儿园的一天

一、积极准备,让幼儿尽快融入新环境

每年的9月开学季,都会迎来一年一度的幼儿园新生,这无疑是幼儿园最热闹的时候。幼儿从熟悉的家庭环境进入一个陌生的、新的环境,难免会紧张和焦虑。因此,幼儿园的保教人员需在幼儿入园之前就开始做各种准备,让幼儿尽快融入新环境,并爱上幼儿园的生活。

（一）了解幼儿信息

提前了解和熟悉新入园的幼儿信息,包括幼儿的身心发育和健康状况,以及家庭背景、生活习惯、特殊需要等。

很多幼儿园会让家长填写入园信息,保教人员应对这些信息进行归纳、统计,由此对新入园的幼儿有一个初步的了解,并且对一些需要特殊照顾的孩子多加关注。尽快记住每一个幼儿的名字,建立每个幼儿的成长档案。

（二）开学前家访

保教人员开学前到幼儿家里家访,在幼儿熟悉的环境里和幼儿见面,让幼儿认识自己,有利于拉近彼此距离。同时,通过和家长沟通、交流,进一步了解幼儿的情况。对于特殊体质幼儿,比如对某些食品过敏的幼儿情况要做好记录。

引导家长培养幼儿进餐、如厕、洗手、穿脱衣服等能力,以便幼儿更好更快地适应幼儿园的集体生活;要为幼儿家长准备入园须知,让家长为幼儿准备好上学的必需品;要引导家长为幼儿进入幼儿园做好心理准备,让幼儿尝试着记住家庭地址、家长名字、家庭联系电话;同时家长自身也要调试好心理。

 卫生·保健加油站

入园前的家访非常重要,不可忽视。通常在幼儿进入幼儿园之前的暑假进行,由带班的两位老师一起去幼儿家里家访。家访是一个信息互通的平台,也是一个增进情感的机会。教师向家长了解幼儿情况,同时也向幼儿介绍自己、向家长介绍幼儿园的基本情况。对于家长提出的一些特殊要求,要进行一一记录,并且给予适当的回复,以此建立家长对幼儿园的信任感。对于家长馈赠的物品,要婉言谢绝。

.... 小试身手

如果你是家访老师,你会指导家长为幼儿做哪些入园准备?

（三）组织园内亲子活动

在幼儿入园之前,组织半天的亲子活动。幼儿园邀请家长带领幼儿一起来园,看看幼儿园里的玩具设备,感受一下幼儿园的教养模式,通过一些活动让幼儿认识自己的幼儿园,为幼儿即将开始的幼儿园生活奠定心理基础。

（四）入学磨合

很多幼儿在初入幼儿园的时候会很不适应,不愿意离开家长,哭闹不止。应想办法尽快让幼儿度过这段磨合期。比如，入学的前半个月，允许幼儿只来半天，并可以让家长陪同，让幼儿慢慢适应幼儿园的教养模式；还可以让幼儿玩一些模拟幼儿家庭生活的游戏，让幼儿在游戏中缓和情绪。

（五）耐心引导，用心呵护

要给予幼儿充分的调整和适应时间，多给幼儿爱的鼓励，多用正面的语言引导，语气、语调要温柔慈爱，慢慢消除幼儿的恐惧和戒备心理。生活上要多多帮助幼儿，不急于教。对幼儿的各种活动和习惯，要多观察，并进行记录，掌握幼儿的活动规律。

（六）争取家长配合

提醒家长不要说"你现在不听话，过几天送去幼儿园，让老师教育你"、"你再不听话就送你去幼儿园"之类的话，因为这些话容易造成幼儿惧怕幼儿园的心理。在送幼儿去幼儿园的路上，家长也不要反复提醒幼儿要乖、要听话、要拿到五角星之类，以免造成幼儿的紧张心理。

二、指导家长为幼儿做入园准备

佳佳小观察

　　亲子活动那天，班级里来了很多家长，有些幼儿有3～4个家长陪同。家长看到佳佳就围上去，七嘴八舌地发问："入园体检有些什么项目？入园体检是拿着通知单直接去卫生院吗？""午睡的被子、席子什么的去哪里买的？幼儿园不能统一买吗？""还要准备其他东西吗？"佳佳虽然之前也做过相关功课，但是还是有点招架不住，赶紧向陈老师求救。

指导家长为幼儿做好入园准备工作很重要，这不仅涉及日常用品的购买，也包括作息习惯养成，需要提前告知家长，让家长在幼儿入园之前早做准备。

（一）挑选书包

家长可以陪同幼儿一起挑选一个幼儿喜欢的小书包，并且让幼儿在入园前辨识书包上面的图案，也可以为幼儿在书包上面挂一些幼儿喜欢的小挂件，做一些明显的标记，帮助幼儿记忆。入园后家长可以根据天气的变化，为幼儿准备一套替换的衣物放在书包里。如果幼儿有特别喜欢的玩具，在开学初期也可以放在书包里。

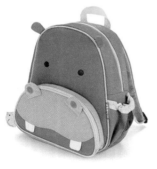

▲ 挑选书包，颜色可鲜艳些

（二）准备日常用品

家长要为幼儿准备春秋被、冬被、被褥、席子以及毯子，因此要告知家长幼儿园小床的准确尺寸，让家长按照幼儿园小床的规格准备物品。有些地区的幼儿园会统一配置。幼儿新入园，很多家长最关心幼儿的睡眠和饮食，家长通常会询问入园要给幼儿带什么被子，幼儿午睡的时候，睡眠室会不会开空调等问题，对于这些问题我们都要仔细回答。

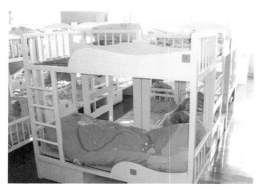 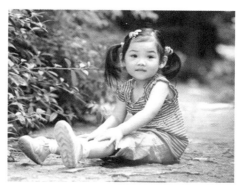

▲ 根据幼儿园小床尺寸准备用品　　　　▲ 幼儿着装以舒适为主，方便运动

（三）挑选合适的衣物

家长要为幼儿准备适宜运动的衣物和鞋子，比如，九月份开学，家长可以为幼儿穿着短袖 T 恤、短裤，以及带头的凉鞋或者运动凉鞋。幼儿的着装原则是安全、舒适，方便运动。

（四）调整作息时间

保教人员指导家长为幼儿调整作息时间，配合幼儿园的作息制度。有些幼儿养成了睡懒觉的习惯，保教人员要提醒家长慢慢帮助其改变。

新生入园对幼儿的整个家庭来说都是一件大事，不仅是幼儿会有情绪上的小波动，家长甚至比幼儿更容易焦虑，因此，对家长迫切想知道的信息、想了解的问题要有一个预估。在下发告知书的时候，我们自己首先要学习，并把幼儿家长容易疏忽的一些重点做标记，做到熟记于心。

不要以为将告知书送到家长手里就认为这项工作完成了，事实上，很多时候有些家长不会认真阅读，而有些家长对一些书面的说明仍会存有疑问。保教人员不能给予正确指导的话，后续还会有问题出现。

探索二　创设舒适环境

学了很多入园环节的知识，佳佳仍然觉得有点无从下手的感觉，于是请教陈老师。陈老师笑着告诉佳佳："学习书上的知识关键是要会运用，落实到工作实处，我们可以从做好环境准备工作开始。"

为幼儿提供一个良好的、符合卫生要求的室内外环境，保持室内、室外环境清洁、卫生、整洁、舒适，是保证幼儿正常生长发育和健康发展的物质基础，也是做好托幼园所保教工作的重要前提。

一、开窗通风

在空气条件允许的情况下，打开教室、盥洗室、活动室、走廊所有场所的窗户。使用推窗的，一定要固定窗钩；使用移窗的，要把窗户开大，保持空气流通。根据季节和气候的变化可以适当调整开窗通风的时间。

 卫生·保健加油站

通风的形式有两种，自然通风和人工通风。自然通风是指依靠室外风力造成的风压、室内外空气的温差造成的热压，促使空气流动，从而让室内外空气交换。风压和室内外温差越大，气流的速度也越大，通风所需的时间就越少。人工通风指在采用自然通风后室温仍然达到 30℃ 以上时，采用如电扇之类的辅助设备进行通风。不少幼儿园会在盥洗室、走廊等场所安装壁扇，既可以用于人工通风，又可用于阴雨天气的除湿。

二、清洁消毒

每天早晨，先用扫帚清洁地面，然后用半干半湿的拖把拖干净地面，最后用干拖把拖干地面。要每天擦拭植物架，为植物换水。

准备各类专用清水抹布和消毒抹布。用专用抹布在清水中搓洗几下，然后擦拭桌子、椅子、玩具柜、窗台、门、活动室以及卧室的物体表面、大型运动器具的表面、栏杆等幼儿经常接触的地方；用专用抹布在清水中搓洗几下，拧干，擦拭水杯箱以及茶桶箱。接着戴上手套，用专用的消毒抹布在消毒水里搓洗几次，拧成半干半湿，以不滴水为宜，擦拭上述所有物体表面进行消毒。擦拭顺序为从上到下、面、边棱、腿、各拐角，尤其要注意死角的清洁。最后用蒸汽毛巾把物体表面残留消毒液擦干净。

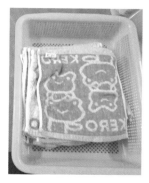

三、物品准备

从蒸箱里拿出消毒过的毛巾，叠整齐，放在盥洗室的指定位置、教室里的指定位置，以及准备带到户外的小筐里。（小毛巾都应该放在小筐里，叠放整齐，放在显眼的位置，冬天天气寒冷的情况下，毛巾要注意保暖）

准备温度适宜的饮用水，消毒过的水杯。准备刺激性小的肥皂。准备幼儿垫背的毛巾。

▲ 毛巾都要放小筐里

 卫生·保健加油站

小毛巾，大学问

幼儿园里毛巾的准备大有学问，有用于擦汗的，有用于擦手的，有用于擦嘴巴的，还有用于垫背的。保教人员在为幼儿选择毛巾的时候要考虑用途、质地、颜色等因素。一般幼儿园会为每位幼儿准备九条毛巾，毛巾选用质地柔软的纯棉织品，幼儿园会根据日常管理和实际用途来制定毛巾的规格。

(1) 来园洗手毛巾和户外活动中喝水前擦手的毛巾，可以是一个规格。最好选用小一点的毛巾，因为使用的幼儿人数多，需要在篓筐里摆放的数量多一点。同时要注意使用不同颜色和图案的毛巾，以便于不同班级幼儿区分。

(2) 厕所毛巾有三条，饭后擦嘴毛巾有一条，这两组毛巾的规格可以一样，比之前的毛巾稍大，同样要进行颜色和图案上的区分。

(3) 户外活动用于垫背的毛巾要大，擦汗用的毛巾要比厕所毛巾大，但比垫背毛巾小。

(4) 还有一条毛巾是户外活动后，小便前擦手的毛巾，要比厕所毛巾稍大，但要比户外活动擦汗毛巾小。

右图中有两种规格的毛巾，请根据上文"卫生·保健加油站"中对毛巾的阐述，尝试回答下面问题：

(1) 这两块毛巾可以分别派什么用途？

(2) 毛巾一定要纯棉的吗？

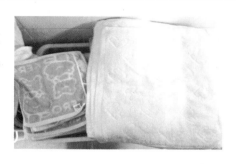

探索三　晨间接待

　　佳佳今天打扮得很漂亮，高高兴兴地来到幼儿园，可是陈老师却对她耐人寻味地看了一眼。这个眼神让佳佳有点疑惑：我哪里做得不对吗？原来，今天佳佳把一头长发披了下来，搭配她的衣服确实很好看，但是披着长头发在拥抱孩子、给孩子准备食物等环节都会有卫生隐患。佳佳作为实习生理应学习正确的保教知识、规范的操作。

　　作为幼儿园的工作人员，除了要为幼儿创设一个舒适、干净、整洁的环境，还要给幼儿创设一个舒适的心理氛围。幼儿每天早上一来到幼儿园，就意味着一天集体生活的开始，做好每天的晨间接待，让幼儿一到幼儿园就感觉亲切、自然、放松。

一、做好自身的卫生保健

　　幼儿园保教人员穿着宜舒适轻便，以便参与幼儿活动，关心、爱抚幼儿；保教人员不宜佩戴戒指、发簪等容易伤到孩子的首饰；不穿奇装异服，不穿高跟鞋，不穿过短的裙子，不染夸张颜色的头发。保教人员的一举手、一投足都会引起幼儿的模仿，因此打扮应该大方、得体，引导幼儿树立良好的审美观。

二、保持良好的情绪

　　教师要以微笑、爱抚、拥抱迎接孩子的到来，要用幼儿能够接受的语言、语调、语速和幼儿进行交流，让幼儿爱上幼儿园。和家长进行简短的交流，将教师观察幼儿的表现据实告知家长，争取家长的配合。幼儿集中来园的时间段，关注到每一个幼儿，对幼儿家长的要求要一一记录，不能忽视任何一个幼儿。

三、为幼儿做好准备

（一）整好衣物

　　根据气温指导幼儿脱去外套，小年龄的帮他们脱，大年龄的自己脱。指导幼儿叠好外套，放到指定位置或者挂起来（幼儿园会为幼儿准备一个放置私人东西的固定地方，每个幼儿的小抽屉都有特殊的标记，保教人员引导幼儿认识自己的小抽屉），并且能够认识自己的衣服。冬天幼儿还会佩戴围巾、手套等物品，要提醒幼儿离园的时候不要忘记。带领幼儿制作自己喜欢的图示，贴在小柜子上，时刻提醒幼儿要整理好衣物。

（二）准备游戏材料

为幼儿准备丰富的游戏材料，材料要安全、干净、卫生。幼儿可以在游戏区域选择自己喜欢的玩具，也可以玩自己带来的玩具。对游戏材料要定期更换。

（三）准备收纳容器

保教人员为幼儿准备一些可爱的容器，放置幼儿带来的小玩具或者是幼儿带来和其他幼儿分享的东西。

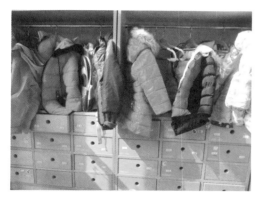
▲ 脱下的外套挂好

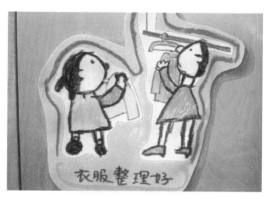
▲ 整理衣物的图示

四、随时记录

保教人员要准备记录本，及时记录家长提出的需求以及一些需要紧急处理或者不紧急但重要的事情，以提醒自己不要忘记。

探索四 晨间检查

佳佳今天跟随保健老师参与晨间检查，佳佳观察到在幼儿园门口有一个洗手台。这个洗手台和家里的有一点不一样，洗手台设计得很低。佳佳想：教室里不是有盥洗室吗？为什么在门口还要装一个洗手台？

在幼儿园的门口，通常有一个洗手台，洗手台上有消过毒的小毛巾、洗手液以及用来放用过物品的桶或者篓筐。进入幼儿园的小朋友先洗手，用毛巾擦干净双手，然后晨检。处于

晨检

3～6岁的幼儿对周围的事物充满了好奇，从家里到幼儿园的这段路程，幼儿会接触到各种各样的东西，乘坐公共汽车等交通工具的幼儿更是如此。因此，进入幼儿园第一件事情，应让幼儿清洁双手。这也是培养幼儿从外面到幼儿园或者到家里，第一件事情便是洗手的习惯。

小试身手

洗手台有高低之分，是为了配合幼儿的身高，小年龄的孩子选择两侧较矮的洗手台（40厘米高），大年龄的孩子选择较高的洗手台（45厘米高）。洗手台上方有热水器，方便幼儿冬天用热水洗手。洗手台上方有遮雨棚，方便幼儿在雨雪天气入园前洗手。台盆的颜色和形状也很巧妙，颜色亮丽，让幼儿在生活活动中学习色彩、形状。墙面上贴的洗手流程图，引导幼儿每次都能正确洗手，养成良好的卫生习惯。请比较两张入园洗手台图片，你会选择哪一张作为自己实习的幼儿园的洗手台？说说理由。

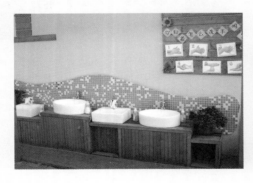
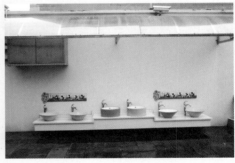

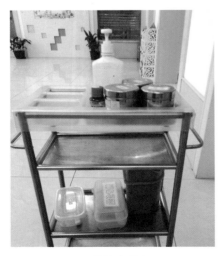

▲ 晨检专用车

晨间检查是幼儿进入幼儿园的第一环节，保教人员需要对幼儿情况进行简单的了解，为一天的保教工作提供第一手资料。

所谓晨间检查，是指幼儿来园进班前由卫生保健老师做的检查，检查内容包括幼儿的健康状况和卫生情况，并据此提出建议，进行记录。

晨检的目的是为了简单了解幼儿的健康状况，做到幼儿生病早发现、早报告、早隔离、早治疗。

一、晨检需要的物品

操作台、体温表、压舌板、手电筒、晨检牌、晨检本、75％的酒精棉球、纱布、棉签、绑带、护创膏、剪刀等都是晨检需要的物品。除此之外,晨检还需配备免洗洗手液,保健老师在晨检过程中发现疑似传染病患儿的情况下,需用免洗洗手液洗手后才能检查下一个幼儿。晨检过程中另一个必不可少的物品就是专用垃圾桶,放置晨检过程中的一些废弃物。

卫生·保健加油站

不同的幼儿园使用的晨检牌也不同。上海大部分幼儿园使用的晨检牌,红色代表健康,黄色代表幼儿需要吃药,绿色代表有待观察。晨检牌是用我们小时候写字所用的垫板剪成的,剪的时候注意四角圆润,四边要光滑。幼儿园使用的晨检牌每天都要消毒,消毒的时候浸泡在消毒液里半个小时,然后取出用清水冲洗干净,晾干、备用。

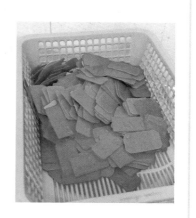

二、晨检的具体操作

(一)晨检步骤

晨检时可遵照以下步骤开展:一问、二看、三摸、四查。

首先询问幼儿在家时睡眠、饮食、大小便等情况,并且引导孩子用完整的话语表达;如果孩子描述不清楚,可以和家长进行简短的交流。注意观察幼儿的精神、面色、皮肤、眼、耳、鼻有无异常。注意摸额头试温,摸颌下、颈部淋巴结以及以耳垂为中心的腮部有无异常。根据幼儿的年龄、健康状况、传染病流行季节等检查相应部位;检查幼儿是否带不安全的物品和食品;检查幼儿的指甲是否需要修剪、指甲中是否有脏东西;检查幼儿是否带手帕(要引导幼儿携带、使用手帕,尽量不要使用纸巾,从小培养环保意识)。

(二)晨检结果处理

1. 检查未发现异常情况处理

对晨间检查没有异常的幼儿,发给表示健康的牌子,让幼儿进班。保教人员引导幼儿将牌子插入晨检表。晨检表上有幼儿的姓名,可在幼儿姓名上方贴上各种不同的动物头像,并告知幼儿自己的名字对应的是哪种动物,以便幼儿将晨检牌插入对应的位置。晨间表的造型可以由幼儿园自行设计,尽量颜色缤纷、图案形象,吸引小朋友的注意,把插晨检牌做成幼儿喜欢的活动。

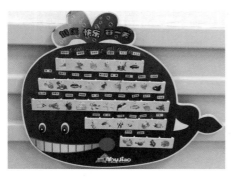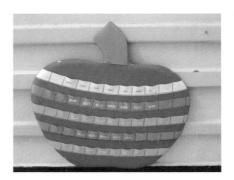

▲ 鲸鱼形状的晨检表　　　　　　　　　　　　▲ 苹果形状的晨检表

2. 检查发现异常情况处理

发现异常情况要及时处理并做详细记录。

晨间检查观察记录表

日期	班级	姓名	年龄	性别	异常情况	处理方法	记录人

如在晨间过程中，卫生保健老师发现幼儿有发热现象，应将该幼儿带到卫生保健室护理观察，并通知家长，由家长带幼儿去医院就诊。如发现幼儿随身携带了可能引起不安全的物品或者食品，则由保教人员代为保管，离园时交给家长。如发现幼儿疑似传染病，应先将幼儿带入观察室护理，并立即打电话通知家长带幼儿去医院就诊。卫生保健老师应对幼儿呆过的观察室进行消毒，指导幼儿所在班级的保教人员对教室以及所有活动场所进行消毒。保教人员及时联系家长了解幼儿的具体情况，确认是传染病的，要及时上报，对班级其余幼儿做好医学观察。

保健老师对于带药的幼儿要和家长进行交流，要看一下家长带来的病历，不清楚的地方直接向家长询问。同时，让家长填好药品登记表。

药品登记表

日期	班级	姓名	年龄	病症	药品	服药剂量	服药时间	记录人	备注

对于幼儿缺席的,也要做好缺席记录。

幼儿缺席记录

编号	缺席儿童姓名	缺席日期	家访日期	缺席原因					情况来源			联系人
				因病病名	家中有人	走亲戚	去外地	其他	家访	电话询问	家长请假	

探索五　离园环节的卫生保健

　　佳佳的班级有位叫牛牛的小朋友,一直由奶奶接送。每天放学后,牛牛的奶奶都要拉着佳佳絮絮叨叨讲好久,而且大多没什么实质性内容。陈老师提醒佳佳:"要善于结束无谓的谈话,留出和其他家长交流的时间。有些家长确实有问题需要和老师沟通,但看到你和其他家长在交谈就走开了,这就耽误了真正问题的解决。"

　　佳佳不住点头:原来放学之后的工作也有这么多学问!

　　幼儿园小班幼儿一般在 3 点 45 分以后可以离园,中、大班幼儿一般在 4 点以后可以离园。在一天工作即将结束,幼儿离开幼儿园的时候,幼儿园保教人员应该怎么做呢?

一、离园接待

(一) 微笑迎接家长到来

　　经过一天的快乐生活,保教人员微笑迎接来家长的到来。引导幼儿和家长打招呼,拿好自己的衣物,离开的时候和老师以及其他小朋友说再见,并且约定明天见。

(二) 与家长简短交流

　　对幼儿在幼儿园中的一些表现,教师如实地反映给家长,争取家长的配合。比如,幼儿在进餐的过程中,有挑食的现象,

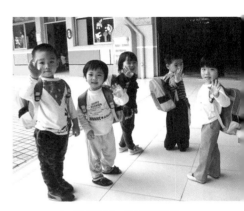

▲ 离园时和老师说再见

这就需要家长注意家庭生活中良好饮食习惯的培养，形成家庭和幼儿园的合力，帮助幼儿改掉不好的饮食习惯。

在家长集中来园接幼儿的时候，不与某个家长进行长时间的对话，以免顾此失彼，可约定其他时间再谈。

 卫生·保健加油站

离园时与家长的沟通技巧

（1）注意沟通的时间。离园这段时间，由于家长集中到园，很多家长都想询问自己孩子在学校的情况，这个时候教师一定要学会控制时间，学会用简短的语言进行描述。

（2）注意沟通的气氛，肯定幼儿好的表现，赢得家长的共鸣。

（3）如实地反映幼儿在校的情况，不告状，不添加自己的情绪。比如，某某今天做手工的时候，把动物剪坏了，他有点不开心。

（4）告诉家长幼儿最近的发展情况，提出新的要求，争取家长的配合，家园合力促进幼儿的健康成长。

（5）提供合理有效的策略，指导家长进行正确的家庭育儿。提供意见的时候要注意和家长交流的方式，不要给家长压迫感，不要给家长说教的感觉，应该建立在充分信任的基础上交流和分享，为幼儿的成长构建家园合力的盾牌。

小试身手

运用"简单描述、先肯定、指出不足、提出要求、提供策略"这五步法，同学之间两两结对，模拟教师与家长沟通（具体条件由老师拟定）过程。一人扮演老师，一人扮演家长，然后交换角色。

（三）提醒近期活动

幼儿园的一些活动是需要家长配合完成的，有关近期的活动信息，可在离园和家长沟通时提醒一下。通常教室门口会有信息栏，要引导家长关注，让家长养成离园时关注信息栏的习惯。

 卫生·保健加油站

不管怎么提醒，总是有家长忽视幼儿园的通知或信息，如何让家长及时了解幼儿园的活动，让家长陪伴幼儿成长？这里有三个小策略可供参考。

策略一：发挥幼儿的主动性，让幼儿尤其是中班以上的幼儿将幼儿园的活动传达给家长。

策略二：充分利用通信工具，建立班级家长群，鼓励家长在群中一起交流，沟通信息。

策略三：发短消息给一些家长，提醒家长参与幼儿园活动。

（四）确保安全送走每一个幼儿

要严格执行幼儿交接制度，把幼儿交到家长手里，不让幼儿跟陌生人走，并随时清点留在教室里的人数。对于临时变换接送人员的，一定要联系家长，确定无误才能让幼儿离开。对于有校车的幼儿园，保教人员要把幼儿送到校车上，交到值班老师的手里，确定把每一个幼儿都安全送到家长手里。

（五）安抚好剩余幼儿的情绪

安抚留在教室的幼儿，关注他们的情绪。对于家长一时半会没法赶到的幼儿，可以组织他们进行一些安静游戏，以此分散他们的注意力，稳定他们的情绪。

二、收拾整理教玩具

（一）收拾整理教玩具

收拾整理教室内的教玩具，将教玩具都放到指定的位置，检查教室各个角落有没有散落的玩具。应将消毒好的玩具放到固定的位置，没有消毒的玩具进行不同方法的消毒。

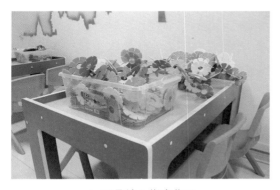

▲ 玩具放入指定位置

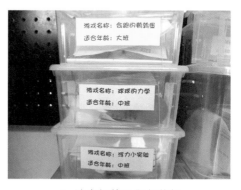

▲ 消毒好的玩具归整好

（二）检查教玩具

在收拾整理的时候，可以简单地检查一下教玩具的使用情况，如布艺玩具有没有脱线、木制玩具有没有缺口、塑料玩具有没有损坏等。对于损坏的玩具及时修理，不能使用的玩具及时报废。

（三）　思考幼儿在一天中玩玩具的情况

对于哪些玩具幼儿会比较喜欢,哪些玩具没有幼儿选择,要进行观察和分析,并找出喜欢或不喜欢的原因:是因为幼儿不喜欢这个玩具,还是因为幼儿不知道这个玩具的玩法？在找出原因的基础上,针对具体的情况,引导和帮助幼儿玩玩具,并进行适当调整。

对于班级内的教育和教学材料,也要类似处理。

三、离园清洁工作

经过一天的活动,教室、活动室、盥洗室等场所都需要仔细打扫干净,做好清洁、消毒工作,为新一天的活动做准备。

（一）　清洁、消毒教室和活动室

用专用抹布,清水、消毒水,按照从上到下,从里到外的原则,清洁、消毒教室和活动室的各个角落,尤其注意一些死角的地方。先用清水擦拭物体表面,再用消毒水擦拭,最后用干抹布擦干。保教人员用专用的抹布擦拭茶桶柜以及茶杯柜,再用消毒抹布擦拭消毒,最后用消毒过的干抹布擦干。保教人员倒掉茶桶里面多余的水,以备第二天的使用。

（二）　清洁、消毒盥洗室

保教人员用盥洗室专用清洁、消毒工具打扫盥洗室,先用专用抹布清洁洗手台、墙壁以及柜体表面,然后用消毒抹布擦拭上述地方,最后用清水抹布擦拭干净。保教人员对小便池的清洁,要先用刷子将便槽内壁刷干净,然后在便槽内放上消毒水,浸泡30分钟,再用清水冲洗干净。保教人员对小马桶的清洁、消毒,要采用专用抹布清水擦拭、专用抹布消毒水擦拭,最后,在马桶里放上消毒水,浸泡30分钟,然后用清水冲洗干净。

（三）　检查遗漏

保教人员检查植物角的情况,有无卫生隐患,有无安全隐患。保教人员检查各个角落有没有遗漏打扫的。

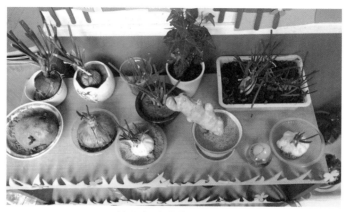

▲ 植物角的检查也不能遗漏

（四）紫外线消毒

有条件的幼儿园可以在全部人员离开后，用紫外线进行消毒。紫外线灯开关放在幼儿够不到的地方，上面贴上醒目的标示，和其他电器的开关分开，以防混淆。

·············· 小试身手

两张图片中紫外线灯开关设置是否正确？

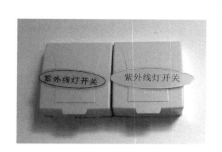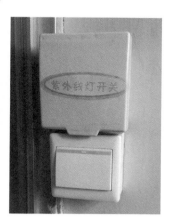

综合任务

某幼儿园新生开学专题宣传——新生幼儿入园哭闹怎么办？

新生入园遇到的最普遍问题是幼儿哭闹，这是孩子进入陌生环境的主要表现，同时也是令所有家长担心、焦虑的问题。一般来说，新入园的孩子都会有2个星期左右的适应期，当然也有适应能力特别好的孩子，只哭1～2天，甚至一天都不哭的也有。但也有刚开始不哭，过几天开始哭的情况。个别孩子甚至会哭2个月，人也瘦了好几斤。这些幼儿在幼儿园里会表现出饮食减少、睡眠不安、情绪不稳等状况。针对这种情况，该幼儿园工作人员给出了这样一些建议：

（1）对于孩子提出的无理要求，不要轻易答应，不能让孩子养成今天逃一天课、明天逃半天课的坏习惯，孩子入园哭闹是一个必经的过程，家长要有正确的认识。

（2）最初几天可以让爸爸送幼儿园，爸爸比较容易放手，有些妈妈在送孩子的过程中，又抱又亲，走了还在门口偷看，这样反而对孩子的情绪稳定不利。

请你结合自己专业所学，针对新生哭闹给出几个建议。

模块六　生活活动环节卫生保健

学习目标

通过本模块的学习，知道并熟悉幼儿生活活动的各个环节，理解做好生活活动卫生保健的重要性。同时，掌握进餐、睡眠、盥洗、如厕、饮水生活活动的卫生保健技能。

学习背景

幼儿生活活动环节占据了幼儿一日生活一半以上的时间，保教人员要善于运用幼儿的生活活动，进行保教护理。幼儿生活环节的卫生保健是根据幼儿不同年龄阶段的生理、心理发展的特点和需要而精心设计的。通过对幼儿的日常生活，如饮食、睡眠、盥洗等各方面的卫生保健，培养幼儿的生活活动卫生保健意识，提高幼儿生活活动动手能力，促进幼儿的健康发展。

探索一　一日活动安排

佳佳发现小班和中班的一日日程安排中有许多不同，比如小班的安排比较粗，生活、自由活动比较多，学习时间相对较少；而中班一日生活安排比较细致，学习时间也比小班多。佳佳想：这是不是年龄差异造成的？一日活动的安排怎样才能做到科学合理？

我们先来看一下某幼儿园小班和中班的一日生活安排表。

小班一日活动日程安排

7:45～9:10　来园、生活、游戏；

9:10～10:00　运动、生活、自由活动；

10:00～10:20　学习；

10:20～12:00　自由活动、生活、户外活动；

12:00～14:50　午睡、生活；

14:50～15:25　运动、生活；

15:25～16:00　专用活动室或个别化活动、生活；

16:00　离园准备。

中班一日活动日程安排

7:45～9:00　来园、生活、游戏或专用活动室活动；

（周一上午个别化学习）

（周二上午艺术活动室）

（周三、四、五上午角色游戏）

9:00～10:00　运动、生活、自由活动；

10:00～10:30　学习；

10:30～12:00　自由活动、生活、户外活动；

12:00～14:50　午睡、生活；

14:50～15:30　游戏或个别化活动、专用活动室活动；

15:30～16:00　运动、生活；

（周一下午科学发现室）

（周三下午玩沙）

（周四下午建构区、棋类）

（周二、五下午个别化学习）

16:00　离园准备。

从上面的日程可以看出，幼儿园一日活动中的主要活动分为四大板块，即生活活动、运动、学习活动、游戏活动。生活活动主要指生活自理、交往礼仪、自我保护、环境卫生、生活规则等方面的活动，旨在让幼儿在真实的生活情境中自主、自觉地发展各种生活自理能力，形成健康的生活习惯和交往行为，在共同的生活中能够愉快、安全、健康地成长。

幼儿园为不同班级制定的一日活动制度，应遵循以下四点原则。

（一）结合地方教育行政部门规定和本园情况综合考虑

要根据地方教育行政部门制定的幼儿园生活制度以及本园制定的生活制度，结合本班级幼儿的年龄特点和实际情况，制定班级的生活日程安排。要考虑季节特点、区域特点、家长需求等因素，科学、合理安排班级幼儿的一日生活活动。

（二）注意幼儿的年龄特点

要充分考虑幼儿的年龄特点安排生活活动。幼儿年龄越小，活动量应该越小，活动和学习的时间应越短,休息和睡眠的时间应越长,进餐的次数应越多。

（三） 发挥不同活动的功能

要充分发挥游戏、运动、学习、外出等活动的功能,将生活能力的培养和生活习惯的养成,融入结合。

（四） 充分重视生活活动

生活活动相对于其他活动,比较繁琐而细致,要充分认识其重要性,并长时间坚持,引导幼儿反复练习、巩固、内化,进而养成幼儿良好的生活能力和生活习惯。

探索二　进餐环节卫生保健

佳佳今天帮助陈老师给幼儿分发饭菜,她模仿老师带好三白(口罩、帽子、围兜),从营养室推上餐车向教室走去。佳佳麻利地给一张桌子的幼儿准备好饭,可是当她准备盛汤的时候,她发现汤里面撩出来的是面。这下佳佳不知道怎么办了,今天到底给幼儿吃面还是吃饭? 陈老师告诉佳佳:"周一的时候,幼儿园会安排菜饭,搭配菜饭的可能是汤面。"佳佳意识到,如果自己能够在分发饭菜前,了解今天的菜谱或者食物,那么就不会出现前面的尴尬了。

幼儿园每周都会在醒目的位置,贴出一周的食谱,作为幼儿园的工作人员,应该在幼儿每天进餐前了解今天吃什么。

《幼儿园工作规程》(以下简称《规程》)第十七条指出:"供给膳食的幼儿园应为幼儿提供合理膳食,编制营养平衡的幼儿食谱,定期计算和分析幼儿的进食量和营养素摄取量。"

《规程》第十八条指出:"幼儿园应保证供给幼儿饮水,为幼儿饮水提供便利条件。"

3～6 岁是儿童生长发育的关键时期,年龄越小需要的热能用于生长发育就越多,这是幼儿区别于成人的需要。因此,幼儿园要为幼儿提供合理的膳食,使其富含营养素,充分满足生长发育的需要。

一、 合理配餐

（一） 保健老师和营养师共同为幼儿制定餐点

保健老师和营养师一同分析并制定幼儿的食谱。选择的食物种类多样,各种食物要平衡,并且易于幼儿消化。一周的食谱要满足米面搭配、荤素搭配、干稀搭配、甜咸搭配、动物蛋白质与植物蛋白质搭配、深浅搭配、粗细搭配等原则,促进各种营养素的吸收。制定菜谱时考虑幼儿的年龄特点,小班幼儿去骨、刺,中大班可以吃带较大刺的鱼或鸡腿等。

（二）选择时令菜

保健老师和营养师一同按照季节为幼儿选择不同的时令菜肴。可通过班级的反馈了解幼儿对食物的反应,还可以通过访谈、专题活动等方式了解幼儿家庭的饮食习惯。营养师要根据季节、天气的因素,选择当季的富有营养的食材为幼儿烹制美味、可口的食物。夏天的饮食宜清淡,冬天可以选用一些高热量的食物。

······················· 小试身手

下面的菜谱做到合理搭配了吗?

今日宝宝菜谱

主　　食：米饭；

荤　　菜：港式咕咾肉；

蔬　　菜：蒜泥油麦菜；

汤：紫菜虾皮豆腐汤；

米面搭配：干炒牛河；

点　　心：白果芹丁虾肉粥/葱花蛋饼；

水　　果：贡橘；

营养水：胡萝卜葱白水。

（三）烹饪讲究技巧

营养师要讲究烹调技术,尽可能保存食物的营养素,同时又能减少维生素的损失。烹饪的过程中不光注重营养的需要,同时讲究色、香、味俱全,增进幼儿的食欲,同时还能让幼儿喜欢上幼儿园的食物。

（四）烹制特殊食谱

营养师要掌握常见病营养餐的烹制。保健老师每天把生病幼儿或者是病后儿统计报给营养师,营养师准备好病号餐。同时,营养师要根据食物的特性,准备一些备用餐。比如,幼儿园的中餐,荤菜是虾,但是过敏的幼儿医嘱最好不要吃鱼虾,这个时候就可以让此幼儿食用备用餐,既保证了幼儿的营养,又避免让幼儿食用不利于身体健康的食物。此外,体检时发现的肥胖儿、体弱儿要有专门食谱。

（五）掌握好进餐时间间隔

全日制幼儿园基本是一餐两点,住宿制幼儿园是三餐两点。两餐之间间隔 4 个小时左右,因为幼儿的胃排空需要 4~5 个小时；而餐点之间的间隔时间为 2 个小时左右。

（六）及时纠正幼儿挑食、偏食习惯

佳佳小观察

佳佳的班级有一个小胖墩——超超,每次佳佳把餐车推到教室门口的时候,超超就会走过来,探着小脑袋边看餐车里的食物,边问："老师,今天我们吃什么呀?"佳佳觉得

超超很可爱，见他又表现出对食物的兴趣，于是佳佳提议让超超来介绍今天的食物。结果超超只介绍小肉丸，反复地说："肉丸很香，看起来很好吃。"蔬菜却一个字都不提。佳佳在一旁提示超超："超超告诉其他小朋友，我们今天吃什么蔬菜呀，是什么颜色的？"可是超超却说："我不喜欢吃蔬菜。"教室里随后也有几个小朋友表示自己不喜欢吃蔬菜。佳佳困惑：该怎么引导幼儿介绍饭菜呢？

　　小胖墩超超本身饮食就不健康，偏爱荤菜，不喜食蔬菜。让他介绍饭菜，不仅不能为班内其他幼儿带来好的榜样作用，反而有坏效果。如果超超非常想做这件事情，应寻找有效的方式处理。比如，让超超和一个不偏食、不挑食的幼儿一起介绍。幼儿园的保教人员应通过教室里主题墙面、展示区域的作用，让幼儿动动手、动动脑，以此认识蔬菜，培养幼儿爱吃蔬菜。还可以通过一些教育活动，告诉幼儿多吃蔬菜的好处和不吃蔬菜的坏处。在进餐前也可以告诉幼儿今天的什么蔬菜特别美味，老师也特别爱吃，做好引导工作，让幼儿对蔬菜有一个积极的情感态度。

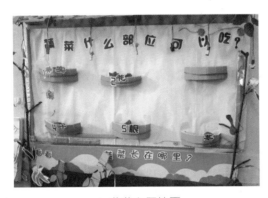

▲ 蔬菜主题墙面

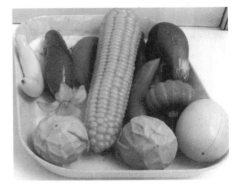

▲ 引导幼儿认识蔬菜

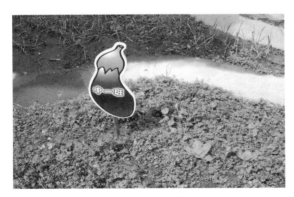

▲ 蔬菜种植园

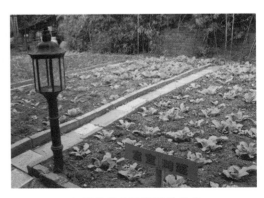

▲ 让幼儿体验劳动的乐趣

有些幼儿园还会在园内空地种植蔬菜,让幼儿自己动手体验劳动和收获的乐趣,引导幼儿爱上蔬菜。

二、进餐前的卫生保健

(一) 进餐环境的创设

有条件的幼儿园可以设立专门的进餐室,餐室的环境布置要符合进餐的要求,干净、整洁、通风、无污染、无噪音,幼儿进入餐室就有一个就餐的心理准备。

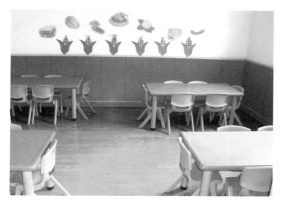

▲ 进餐环境的创设

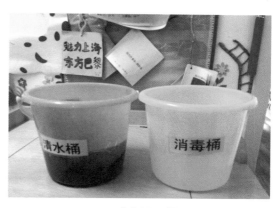

▲ 准备两只桶

如果餐室和其他活动室共用,保教人员也要给幼儿一个就餐的暗示。

通常在进餐前 20 分钟,保教人员开始打扫、消毒进餐环境。准备两个桶,一个清水桶、一个消毒水桶,和两条专用抹布。先用一条抹布在清水里搓洗几次,拧干,用抹布从左至右、从上到下地擦拭桌子。擦一桌,放清水里搓洗一次,再清洁另外一桌,直到把餐桌全部清洁完毕。然后用另外一块抹布在消毒水里搓洗几次,拧成半干半湿,用同样的方法消毒每一张餐桌。最后用半干半湿的拖把拖干净地面,为幼儿创设一个干净、整洁、舒适的就餐环境。在幼儿进餐前,还需用蒸汽消毒毛巾擦干净桌面残留的水渍和消毒液,擦干每张桌子。

(二) 介绍食物

应在进餐前去营养室了解今天的食物,可以带一个幼儿一同前往。和幼儿一同向其他幼儿介绍今天的食物,可以运用儿歌、谜语等方式,让幼儿猜猜、说说今天的食物,引起幼儿的兴趣,促进幼儿的食欲,同时又能锻炼幼儿的口头表达能力。

(三) 引导幼儿进行进餐前的准备

组织幼儿分组去盥洗室洗手、上厕所,做好进餐前的准备工作。准备好的幼儿在桌子旁边安静就座,耐心等待分发饭菜,此时可以放一点轻音乐。注意幼儿进餐前不能剧烈活动,

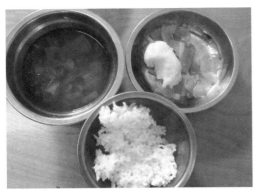

▲ 摆成"米老鼠头"造型

不能吃零食。

（四）保教人员戴好三白（帽子、口罩、围兜）

有些幼儿园做到了四白（帽子、口罩、围兜、袖套），从准备好的桌子开始分发饭菜，先打菜，再打饭，最后分汤，注意饮食的保温。此时可以用一些话来引导幼儿正确摆放餐具，比如：小朋友们，我们要把饭、菜、汤摆放成一个米老鼠头哦！

小试身手

佳佳一直认为分发饭菜是一件很小的事情，谁不会做？可是在她自己动手的时候才发现原来不是那么简单的，打饭菜时她不是打得太多，就是打少了，不停地往碗里添加食物，结果不小心又添多了。如果你是佳佳，你会怎么做？如何考虑体弱儿、肥胖儿、胃口小的幼儿等特殊情况的处理呢？尝试运用学校里的实训器材，模拟为幼儿分发饭菜。

（五）让中、大班幼儿一起参与

引导中、大班幼儿帮助教师一起分发餐具，培养幼儿的动手能力以及为其他小朋友服务的意识。分发餐具前提醒幼儿做好自己的清洁卫生工作。

三、进餐中的卫生保健

（一）为幼儿盛适量的饭、菜

要考虑幼儿的实际情况以及幼儿当天的状态为幼儿盛饭，采用少盛多添的方式。尤其是对于胃口小的幼儿或者是体弱儿，应先盛适量的饭、菜，鼓励幼儿吃完一份，再适当添一点。如果幼儿表示拒绝，不强迫幼儿吃。

（二）培养良好的进餐习惯

引导幼儿两脚放平，身体坐正，靠近桌子，左手扶碗，右手拿勺，一口饭一口菜，安静地吃完自己的一份饭菜。向幼儿强调嘴巴里含着食物的时候不说话，不嬉笑打闹，进餐中不撒饭，不越过桌子拿其他小朋友的食物。进餐完毕，咽下最后一口饭才能离开饭桌，并且能主动擦脸、漱口。

（三）进餐能力的培养

引导小班幼儿能一手拿勺、一手扶碗，吃完自己的一份饭菜；中、大班的幼儿能学会使用筷子。在小班学期结束的时候,让家长在暑假里锻炼幼儿使用筷子。对不会使用的、使用不自如的幼儿,应积极地引导,适当地给予帮助。比如,刚开始使用筷子的幼儿会有撒饭粒的情况,可以让幼儿头微前倾,嘴巴靠近碗,用筷子送饭到嘴巴里;对于还不习惯用筷子吃饭的幼儿,也可以先让他用勺子吃,在一日活动中寻找各种机会让幼儿进行练习,再慢慢地让幼儿适应使用筷子。

引导大年龄的幼儿帮助分发餐具,轮流为同桌的幼儿服务,为他们分发碗具。幼儿在进餐中能用完整的句子表达"我要添饭、我要添菜",并且能对服务人员表示感谢。

进餐完毕,幼儿能在保教人员的帮助下,收拾自己的餐具,并且放到指定的位置。引导幼儿自己拿水杯,接适量的水漱口,用小毛巾擦嘴、擦手。

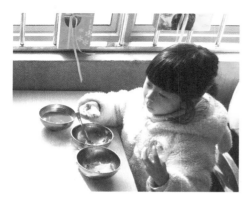
▲ 培养孩子独立进餐能力

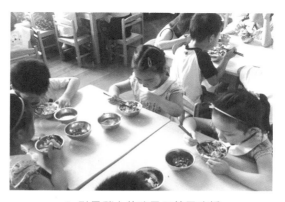
▲ 引导稍大的孩子用筷子吃饭

 卫生·保健加油站

筷子头碰头、脚碰脚,两个朋友一样长!让幼儿跟着儿歌学习使用筷子:先竖起筷子,让筷子一头立在桌面上,使筷子一样长。

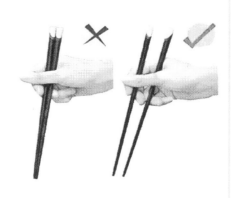

大多数人是用右手执筷,幼儿初学使用筷子却经常会出现左右交替的现象,保教人员不用焦急,应耐心指导。

告诉幼儿正确执筷的方法:两支筷子并排,用大拇指、食指和中指进行控制,靠近掌心的那支筷子固定不动,另一支筷子上下运动夹食物。

使用筷子时,应注意应有的礼节:

(1) 不能把筷子拿在手里,手舞足蹈,也不能拿筷子对着其他小朋友。

(2) 不能把筷子放在嘴巴里咬。

(3) 不能用筷子敲打碗。

佳佳小观察

　　佳佳今天遇到了一个大难题，班级里有一个叫明明的小朋友，吃饭的时候不断用勺子敲打着碗，要求老师喂饭。佳佳走到明明旁边，温和地对明明说："明明长大了，要自己吃饭。明明本领很大的，让老师看看明明的表现。"可是，不管佳佳怎么说，都没有用。佳佳只能向陈老师求助。陈老师走过来，对明明说："明明，我们一起玩一个运输游戏吧。"明明瞪大了眼睛，问："什么啊？"陈老师说："就是运一勺子食物，送到明明的嘴巴里，我运一勺，你运一勺，看谁运送的食物不逃掉。"说着，陈老师已经运了一勺饭送到了明明口中，明明接过勺子，运了一勺菜，送到自己口中。陈老师提醒明明："先把嘴巴里的食物嚼碎，吃掉哦，不然运输的食物就会掉出来了。"佳佳在一旁看得心服口服。

　　拘泥于理论的说教方式教养幼儿，效果并不好，幼儿也不买账。在实际的工作过程中，要学会观察幼儿，尝试了解幼儿，并用他们能接受的语言和方式来处理问题，那么问题自然而然就能得到解决。

四、进餐后的卫生保健

（一）进餐后的收拾整理

　　所有的幼儿进餐完毕后，保教人员才能收拾打扫卫生。先用温水和洗洁净擦拭桌面，然后用清水擦拭干净桌面。用半干半湿的拖把拖干净地面，将所有的餐具、工具都带离教室。

（二）进餐后的休息活动

　　幼儿进餐完毕，应适当休息。可以引导幼儿在教室内进行安静活动，让幼儿一起分享进餐中的点滴；也可以带领幼儿进行散步活动。

卫生·保健加油站

　　幼儿用餐完毕，在放餐具的时候，总会有一些残渣会溅出来。如果把餐车放在教室中央，会影响幼儿走路；如果把餐车靠墙放，又会弄脏辛辛苦苦布置得很漂亮的墙壁。这时，可以事先准备一块大的硬纸板，把它搁在餐车和墙壁之间，这样，辛苦布置的墙面就不会弄脏啦！

五、点心环节的卫生保健

　　要为幼儿准备可口的点心、牛奶或者果汁。现在不少幼儿园采用分批次用点心的方式，即部分幼儿用点心的时候,其他幼儿则进行游戏活动或生活活动。

要引导幼儿自己拿杯子和碟子,用食物夹夹取点心,放在自己的小碟子里。对于小年龄的幼儿,保教人员要帮助夹取点心,帮助倒牛奶,在这个过程中,口述指导方法。对于大年龄的幼儿,在保教人员的帮助下,自己拿杯子倒牛奶或者果汁,中班、大班半杯多一点。幼儿由于年龄差异以及个体发展的差异,因此在倒牛奶和果汁的时候,有些幼儿完成得并不是很好,很容易倒在外面,保教人员对于这些幼儿要多宽容,慢慢指导,逐渐培养。

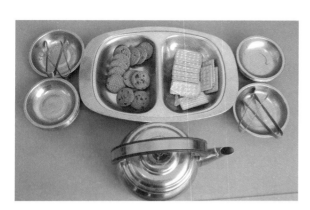

▲ 为幼儿准备可口的点心

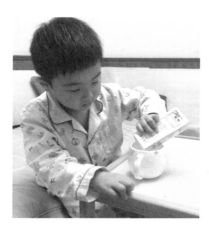

▲ 幼儿在家时,也可锻炼其自己动手的能力

引导幼儿吃点心,左手拿点心,右手拿杯子,吃一口点心,喝一口牛奶。在这个过程中,不说话,不嬉笑打闹,专心吃完自己的一份点心,不浪费食物。吃完点心的幼儿,可以进入安静区域,如图书区域,进行活动。活动的时候尽量小声,不要影响到其他小朋友。

引导幼儿吃完点心,把自己的盘子、碟子放到指定的位置,并且能用小毛巾擦嘴巴、擦手。擦拭时先擦嘴巴,对折擦脸,再对折擦手,擦完将小毛巾放备洗箩筐里。

探索三　睡眠环节卫生保健

今天佳佳跟随陈老师一起看幼儿午睡,佳佳严格按照自己所学,15 分钟巡视一次,给幼儿盖盖被子,小声提示未睡幼儿安静入睡。佳佳觉得自己做得很好。时间过半,陈老师忽然走到一个幼儿身边轻声问:"你是不是要小便啊?"幼儿点点头,陈老师马上给幼儿披上衣服,带他出去了。佳佳疑惑了:这位小朋友没有举手向老师示意啊,陈老师怎么会知道他要小便呢?

幼儿在睡眠的时候由于各种原因可能不会主动示意，这个时候需要保教人员学会观察，比如，幼儿辗转反侧；幼儿脚在被窝里不停地动；走近看的时候，眼睛虽然闭着，但是睫毛在不停地动；脸涨得通红等，这些表现都说明幼儿可能要小便或者有其他需求。此时保教人员应该走过去，轻轻地询问幼儿。

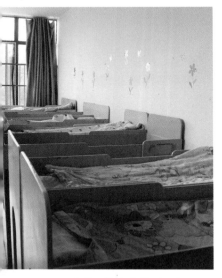

▲ 睡眠环境应安静、舒适

铺床

穿脱衣服

一、睡眠前准备工作

（一）创设睡眠环境

保教人员要为幼儿创设一个安静、舒适、整洁的睡眠环境。在睡眠之前开窗通风，用半干半湿的拖把拖干净地面，然后用干拖把将地面拖干。卧室内选用的窗帘厚度适宜，能够遮光。很多幼儿园会选择淡蓝色的有小动物造型的，或者有花纹的窗帘，幼儿会很喜欢，同时也符合卧室的环境布置要求。

（二）准备合适的床上用品

保教人员要根据季节变化为幼儿选择合适的床品。比如，春秋季选择春秋被、被褥；冬天选择加厚棉被和加厚棉垫，床单、被褥要勤洗晒；夏天铺席子，席子每天都要用温水擦拭，一周消毒一到两次（高温天，或者发生传染病，或者是集体用的大席子，需要每天用温水擦拭，每天用消毒水擦拭），给幼儿盖毯子或者是空调被。要定期让家长将被子、被褥带回去晒，如果家长没有空带回去，保教人员帮助在幼儿园中晒。

（三）引导和教会幼儿自己脱衣

在幼儿脱衣服之前，保教人员关窗，拉上窗帘，指导幼儿自己先脱鞋子，鞋子在小床前面摆整齐，再脱裤子、脱外套、脱毛衣。保教人员要引导幼儿认识自己的衣裤、鞋袜，能让幼儿说出自己的衣裤上面有什么图案，是什么颜色，并能向其他幼儿介绍自己的衣裤。对于不会脱的幼儿，保教人员要提供适当的帮助，并且慢慢教会。

佳佳小观察

安安的妈妈下午来接安安的时候，跟陈老师说起一件事。安安非常喜欢一双外表像毛毛虫的鞋子，天天穿着都不肯换。本来以为是新鞋，过了新鲜劲就好了，但是都快两周了，不管怎么劝说诱哄，除了这双"毛毛虫"，安安都不肯穿其他鞋。佳佳在一旁听了也有点着急,这可怎么办?

陈老师却笑了:"毛毛虫鞋子没有搭扣,没有鞋带,只要轻轻踩进鞋子里,把后跟上面的小带子一拎,就穿好了,速度可快了!午睡的时候,老师会组织班级里的小朋友比赛谁穿脱衣裤、鞋袜最快,安安可不想落后呀!以后给安安买鞋的时候,买这种脱穿方便的款式,安安肯定会喜欢的!"

安安的妈妈这才明白原因,不住点头。

 卫生·保健加油站

教幼儿穿脱衣服、裤子、鞋袜的小妙招

（1）首先要教幼儿认识衣领、袖子、钮扣、裤腰、鞋带、搭扣、袜跟等衣物的各个部分。

（2）可以运用一些穿脱衣服以及裤子、鞋袜的儿歌。比如:"抓领子、盖房子、小老鼠出洞了","两只小鞋,一对朋友。穿错生气,噘嘴歪头。穿对微笑,点头拉手"。帮助幼儿在说说、玩玩的过程中学会这些生活本领。在引导幼儿穿鞋子的时候,让幼儿先把鞋子摆放正确,这样更容易穿对。

（3）让布娃娃来帮忙。生活活动可以融入游戏、教学活动,通过为洋娃娃穿脱衣服、鞋袜、裤子,来锻炼幼儿的动手能力,同时还可以进行比赛,激发幼儿动手的兴趣。

（4）做好家长的工作。在家里要多给孩子动手的机会,也要让家长在为幼儿选择衣物的时候多考虑孩子是否穿脱方便。比如,开衫比套头衫更容易穿脱,纽扣衫(纽扣要从最下面一个开始扣,一个一个往上扣)比拉链衫(拉链衫对孩子,尤其是小年龄的幼儿来说,将拉锁对好,插进去,摁住,再往上拉会比较困难)更方便穿脱,搭扣鞋比系鞋带的鞋子容易穿脱。

（四）合理安排床位

要为幼儿安排合理的床位,视幼儿的具体情况,进行适当调整。比如,有点咳嗽的幼儿适当和其他床位保持一点距离;喜欢讲话的幼儿安排在保教人员的边上,方便照顾。

（五）做好睡眠前准备活动

组织幼儿分批上厕所;睡前可以让幼儿安静地活动,或者放一些轻音乐;睡前还要检查幼儿口中是否有残留食物,是否带小玩具上床睡觉。

二、睡眠过程中的卫生保健

（一）培养良好的午睡习惯

当幼儿安静躺下,闭上眼睛,应检查每个床铺,看看幼儿有没有盖好被子,有没有闭上眼

睛,是否在被子下面玩等,并及时地纠正,让幼儿安静入睡。

引导幼儿独自睡、安静入睡,不和其他幼儿讲话。睡觉的时候应有良好的睡眠姿势,不趴着睡,不蒙头睡。对于入睡困难,或不愿意午睡的幼儿要耐心教育,让他们慢慢养成中午按时入睡的好习惯。

(二) 培养相应能力,耐心引导

培养幼儿认识自己的床铺,认识自己的被子。小年龄的幼儿两两互相帮助叠被子,大年龄的幼儿学会自己叠被子,保教人员要在一旁帮助、指导。对于不会叠被子的幼儿,保教人员要耐心地教,用形象的语言来引导幼儿学习,要让幼儿遇到困难不放弃,慢慢地学会叠被子。同时对于幼儿取得的成绩,要及时地表扬、鼓励,让幼儿有满足感。在睡眠过程中,保教人员要引导幼儿主动、及时地表达自己的意愿,如想上厕所等。

(三) 及时处理各种状况

要及时处理幼儿睡眠中出现的一些问题。比如有幼儿尿床,保教人员要及时给幼儿清洗干净,换上干净的衣裤,换好被褥,让幼儿继续睡。有幼儿惊哭,应轻轻走过去,拍拍哄哄,在幼儿床边陪伴一会;如果幼儿是因为做恶梦惊哭,可以轻声叫醒他,安抚好他的情绪后,再让他继续睡觉。如果有幼儿要起床小便,要帮助做好保暖工作,同时提醒幼儿轻起、轻回,不要影响其他小朋友休息。

小试身手

豆豆的妈妈今天接到幼儿园老师的电话,豆豆妈妈很紧张,以为豆豆生病了,但是电话里老师是这么说的:"豆豆妈妈,今天豆豆尿床了,我事先叫他去小便,他不去,尿床了也不说,起床了我们才发现。因为今天豆豆的奶奶没有给他带备用衣物,所以我给他穿了其他小朋友的衣服。"豆豆妈妈有点生气:"他在家里不会这个样子的,你们是不是不允许睡觉的时候小便啊? 孩子不敢说才尿床了……"豆豆妈妈越说越多,后面还说了些不是很好听的话,电话那头的老师感觉有点委屈。

如果你是豆豆的老师,你会怎么打这个电话呢?

同桌之间进行角色扮演,一个扮演豆豆老师,一个扮演豆豆妈妈,用案例中的语言进行一次交流。

然后再试着用以下的话来进行交流,感受一下不同的心情。

豆豆老师:"豆豆妈妈,你好,今天豆豆尿床了,豆豆今天没有带备用的衣物,怕他着凉感冒,我给他穿了我们班级另外一个小朋友的衣服。午睡的时候叫他去小便了,他说不要,后来尿湿了也不敢说,还好我们发现了,我已经和他说过了,以后要小便就叫老师,老师不会批评的,尿湿了也要及时告诉老师,不然要感冒的。打电话给你,是和你说一下,今天他穿了其他小朋友的衣服回家。"

豆豆妈妈再三表示感谢:"谢谢老师,我们会把衣服洗干净,还回去的。"

三、睡眠后的卫生保健

（一）收拾整理

幼儿午睡起床后，保教人员第一时间让幼儿自己穿好衣裤、鞋袜，对于需要帮助的幼儿，要及时给予帮助指导。比如，幼儿穿套头衫时，应先让幼儿辨认正反面，然后"身体钻进大洞洞，脑袋钻进中洞洞，小手钻进小洞洞"；如果幼儿穿帽子衫，也要让幼儿先辨认正反面，然后把帽子戴在头上，先穿一个袖子，再穿另一个。

引导幼儿两两帮助叠好被子，对于不能完成的幼儿及时帮助。

等所有的幼儿起床，穿好衣裤，收拾整理完毕。

（二）午检

检查幼儿的面色、精神，发现异常及时通知保健老师。做到及时发现、及时处理。检查幼儿的衣服有没有穿好，钮扣、拉链有没有整理好，裤子有没有束好，鞋子有没有穿反。要引导幼儿学会自己检查衣裤的穿着情况。

探索四　盥洗环节卫生保健

今天陈老师让佳佳带领幼儿进行洗手活动。佳佳组织第一批小朋友进入了盥洗室，反复嘱咐幼儿："洗手的时候水龙头开小一点，不可以玩水，不可以推其他小朋友……"结果，雯雯出来的时候告诉佳佳，她的袖子湿了；安安出来的时候，胸口衣服湿了。佳佳有点懊恼：洗手这么小的事情，怎么还要反复教？

洗手对于成年人来说是一件易如反掌的事情。但是对于幼儿，尤其是小年龄的幼儿，洗手确实是一件大事情。什么时候洗，如何洗，控制自己不要玩水等，都是幼儿需要慢慢学习的。

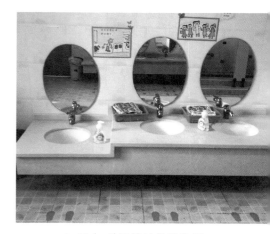

▲ 毛巾、洗手液统统准备好

一、盥洗前的准备工作

要为幼儿创设一个干净、整洁、舒适的盥洗环境，准备好温度适宜的流动水，大小适中、厚薄适宜的小毛巾和肥皂或者是洗手液（最好是肥皂液），这些物品一定要放在醒目的位置。引导幼儿养成饭前便后勤洗手的好习惯，户外活动回教室要洗手，参加美工、画画等活动后也要洗手。洗手台的高度分为两个高度，适合幼儿不同身高的需求。洗手台前装有梳妆镜，让幼儿学会整理衣服。

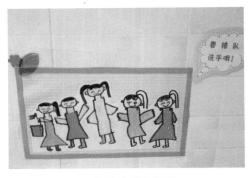
▲ 排队洗手提示图

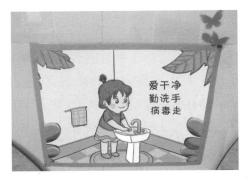
▲ 洗手提示图

幼儿洗手的良好习惯不是一天养成的，保教人员可以为小班幼儿贴上洗手流程图、动作分解图，引导幼儿正确洗手。中大班幼儿可以在保教人员的帮助下，自己创作提示画，贴在盥洗室的墙壁上，提醒幼儿在洗手中的各种注意事项，帮助他们在日常生活中不断巩固这项能力。

卫生·保健加油站

你能说出右面图片中三个可爱的宝宝分别是什么吗？

蓝色是水宝宝，黄色是肥皂宝宝，绿色是小手宝宝。这个是全球洗手日的图标。全球洗手日是世界卫生组织（WHO）在 2005 年 10 月 13 日订立的，倡导全世界各国用肥皂洗手，通过洗手这个简单但重要的动作，倡导健康的生活方式，养成良好的卫生保健意识，并且有效防止感染传染病。

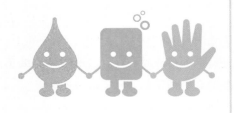

二、 盥洗中的卫生保健

（一）引导幼儿正确洗手

卷起衣袖或者把衣袖往上推，淋湿双手，然后涂肥皂或者涂适量的洗手液，双手搓洗，注意手心、手背、手腕、手指缝、虎口以及手指甲都要洗干净，要搓洗一定的时间。然后把双手放在流动水下，冲洗干净。洗完双手，能够用小

洗手过程

毛巾把手擦干净,并且能把小毛巾放到指定的篓筐中。最后,要把衣袖放下,拉平整。冬天最好能给小手擦上护手霜。

　　提醒幼儿在洗手的时候水龙头不要开得过大,水流要适中,身体要前倾,双手要向下,不要弄湿衣服。要培养幼儿节约用水的意识,用好及时关闭水龙头,涂肥皂的时候也要关闭水龙头。

　　洗手的具体步骤见下图。

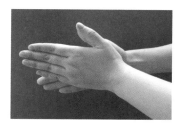 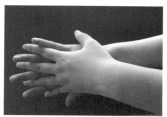 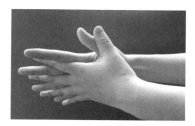

▲ 第一步:掌心擦掌心　　　　▲ 第二步:手指交错,掌心擦手背　　　　▲ 第三步:手指交错,掌心擦掌心

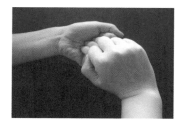 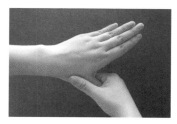 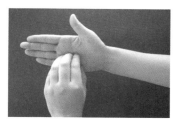

▲ 第四步:两手互握,互擦指背　　　　▲ 第五步:拇指在掌中转动搓擦　　　　▲ 第六步:指尖摩擦掌心

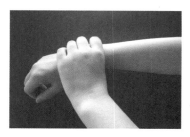 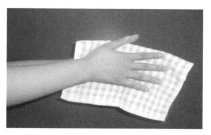

▲ 第七步:转动手腕搓擦　　　　▲ 第八步:拿条毛巾擦一擦

 卫生·保健加油站

洗手的误区

(1) 洗手的时候只用流动水简单冲洗,不用肥皂和洗手液。

(2) 洗手的时间过短,涂上肥皂和洗手液没有认真搓洗,很快冲掉。

(3) 外出没有洗手条件的时候,使用湿纸巾、餐巾纸等擦拭代替流动水洗手。

(4) 只在饭前便后洗手,看书、看报纸、上网、外出回来等忽视洗手。

（5）用盆接水洗手，尤其是有老人照看孩子的家庭，由于老人的观念、习惯等影响，认为盆水洗手同样起到洗手的效果，又能节约用水。

（6）洗手随心所欲，想到就洗手，忘记了就不洗手，没有养成良好的卫生习惯。

（二）正确洗脸、擦嘴巴

引导幼儿养成在用餐后或者运动后擦脸、擦嘴巴的习惯。

指导幼儿两手分别抓住小毛巾的一个角，左右移动小毛巾擦干净嘴巴，然后将小毛巾放在手中对折擦脸，再对折之后擦手。用好的小毛巾放到指定的篓筐中。

指导幼儿正确洗脸。洗脸之前，先检查一下有没有鼻涕，有鼻涕的先用纸巾将鼻涕擦干净；再检查一下嘴角有无油腻，有油腻的，先用纸巾将油腻擦干净。洗脸时，引导幼儿先洗眼，从内眼角洗到外眼角，再洗额头、两颊、下巴、嘴巴、鼻子，把毛巾翻一面，然后洗耳朵、耳朵孔、耳根部以及脖子。冬天洗好脸，要给小脸涂上润肤乳。

（三）引导幼儿饭后漱口

教授幼儿正确的漱口方法。让幼儿自己用杯子稳稳地接温开水，嘴巴里含一口，用力鼓动腮帮子，在嘴巴里"咕噜、咕噜"反复几次，然后把水吐掉。幼儿漱口的时候要反复几次，冲洗牙齿、口腔，吐水的时候，要弯腰、低头，注意不要弄湿胸口的衣服。

（四）做好寄宿幼儿的卫生工作

在寄宿制的幼儿园，保教人员要引导幼儿每天刷牙、洗屁股、洗脚，定期洗澡。

幼儿洗屁股，要做到专人、专巾、专盆，为幼儿准备温度适宜的水，指导、帮助幼儿从前往后擦干净。

幼儿洗脚，要用温水浸泡双脚，要引导幼儿洗净脚背、脚底、脚后跟和脚趾缝，洗好立即擦干，穿上袜子，做好保暖工作。

保教人员要帮助、指导幼儿洗澡。洗澡前为幼儿准备好换洗的衣物、沐浴用品和温度适宜的流动水。保教人员在为幼儿洗澡的时候要脱一个洗一个，洗好一个穿一个，防止幼儿着凉。期间随时注意水温的变化，手背试温，手不离水源。

 卫生·保健加油站

如何正确刷牙

正确的刷牙方法：顺着牙缝直刷；上排的牙齿往下，下排的牙齿往上；先刷牙齿的外侧面，后刷牙齿的内侧面，最后平握牙刷，力度适中横刷牙齿的咬合面；刷牙前要用水漱口，然后用牙刷挤适量的牙膏刷牙，最后漱口，清洁干净口腔。

记住刷好牙齿要把牙刷洗干净，然后把牙刷插入自己的牙刷杯里，一定要把牙刷头朝上，牙刷柄往下。

（五）引导幼儿勤剪指甲、趾甲

培养幼儿勤剪指甲、趾甲的习惯。提醒幼儿发现自己的指甲长了，要主动要求家长帮助其修剪。对于不愿意修剪的幼儿，保教人员应想办法帮助修剪，但不能强迫、恐吓幼儿。剪的时候要注意边缘不要留有尖锐的部分，也不要剪得太短，否则容易受伤。

卫生·保健加油站

幼儿的指甲以平均每星期 7 毫米的速度增长，而幼儿的手指本来就比较小，如果不及时剪掉指甲，很快就会超过幼儿的指尖。指甲中很容易藏污纳垢，滋生细菌，而且在幼儿交往中，长指甲易划伤其他幼儿。保教人员要提醒家长每周都要为幼儿剪指甲，如果家长忘记剪的，保教人员帮助剪。

探索五　如厕环节卫生保健

佳佳今天在幼儿园听到了一件事情，她把这个案例带回教室和同学们讨论：某班级有一名幼儿大便了，由于班级里的保育员在操作室内清洗毛巾，结果带班老师就让该幼儿坐在马桶上等保育员的到来。有同学立即就表示擦屁股这样的事情，本来就是保育员的事情，可是这个带班老师也不能让幼儿等在马桶上；也有同学表示保育和教育是不能割裂的，教师应该为幼儿在园的一日活动提供服务。

如果你是佳佳，你赞同谁的观点呢？

很多同学都不太愿意做如厕的卫生保健工作，可是作为未来的幼儿园工作人员，这一部分的工作又是幼儿园一日工作中很重要的一部分。要想成为一名合格的保教人员，一定要从心理上接受、认可这个环节。

其实，从幼儿的角度来说，如厕是一件比较私密的事情，幼儿也会有自己的心理负担，保教人员一定要合理引导。就拿佳佳带回教室讨论的案例来说，在那种情况下，主动为幼儿去擦屁股，帮助他解决困难，会赢得一个孩子的心，也让幼儿真正地感受到你的爱。

一、环境、设备合适

幼儿园要为幼儿创设干净、整洁、干燥、舒适、防滑的如厕环境，并根据园所的实际情况为幼儿配备合适的厕所设备。厕所内的厕位要合理，男女幼儿的厕位要分边，并做标记，让幼儿能根据性别选择厕具。

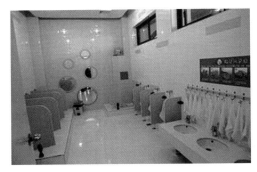
▲ 创设干净舒适的如厕环境

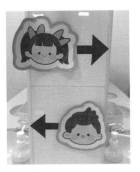
▲ 男女幼儿厕位要分边

二、秩序井然

保教人员要根据园内卫生间的情况组织幼儿分组如厕，并告知幼儿不拥挤、不推搡，没有轮到的幼儿要耐心等待。要培养幼儿遵守秩序、互相帮助的习惯。

三、指导和帮助幼儿正确脱裤

在幼儿上厕所的时候，保教人员要在一旁帮助指导幼儿正确脱裤子。要先脱外裤，再脱内裤。尤其是冬天，有些幼儿一起脱，一下子没有完全脱下来，就尿在短裤上了；有些幼儿裤子拉得太下面，掉至脚踝处，容易着凉。保教人员要随时给予幼儿帮助、指导，注意幼儿膝盖、腰、腹部的保暖。

小试身手

　　乐乐今天穿了一条很漂亮的连体裙，下面穿了一条打底裤，引来了老师的赞扬和其他小朋友的羡慕。可是在上厕所的时候，问题出现了：由于打底裤很紧身，乐乐脱不下来，结果小便等不及，尿在裤子上了。

　　幼儿的穿着一定要舒适、方便，利于幼儿活动，方便孩子穿脱。现在很多家长都非常喜欢为孩子买一些成人化的衣裤，打扮孩子，可是却在一日活动中给幼儿带来了很大的不便。甚至像乐乐一样，由于裤子来不及脱，结果尿裤子了。

　　思考一下，如何建议家长不要给孩子穿不适宜运动的衣物呢？可两两组队进行情景模拟表演。

四、指导幼儿正确如厕

引导男生选择小便器或者小便池，小便的时候要站着，对准位置，不要弄脏外面或者墙壁。引导女生选择便池或者蹲厕、坐便器；女生使用蹲厕时，要注意时间不能太长；女生小便后使用厕纸，厕纸的长度一般为 20 厘米左右，保教人员帮助小年龄的幼儿擦，大年龄的幼儿自己从前往后擦屁股。对于年龄小的幼儿，要多宽容，少指责。

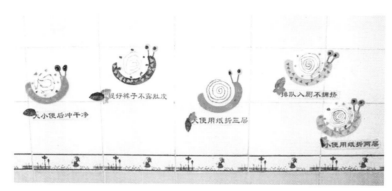

▲ 正确如厕提示

五、整理好衣裤

引导幼儿如厕后及时冲水，并穿好裤子。穿裤子的时候也要一条一条往上拉，尤其在冬天，裤子穿的比较多的情况下，利于把上衣塞进裤子，整理裤腰。对于有困难的幼儿，保教人员要及时提供帮助，给予指导。保教人员要耐心地引导幼儿学习这个本领，不要急于求成，对于有进步的幼儿，要及时表扬和鼓励，并且提出下一步的要求。

六、及时清洁，定期消毒

小便槽、小马桶、蹲厕使用后，及时地用水冲洗干净。幼儿离开教室进行户外活动的时候，保教人员也要快速用刷子刷一次并冲洗，以免有臭味。小便槽和小马桶一天内要消毒两次，一次在幼儿午睡的时候，一次在幼儿离园后。幼儿大便以后，便器要及时地冲洗干净，并且消毒一次。消毒完毕，再次冲洗干净，晾干备用。保教人员要勤擦拭扶手、挡板，定时用消毒水擦拭消毒。放置幼儿厕纸的袋子或者箩筐也要定期清洁、消毒。

七、提醒幼儿勿忘洗手

引导幼儿在如厕后要洗手，并且培养幼儿便后洗手的好习惯，对忘记洗手的幼儿及时地提醒。要及时拖干洗手池周围的地面，防止幼儿打滑，摔跤。

卫生·保健加油站

幼儿大便告诉我们的：

(1) 大便呈糊状常见于饮食过量引起的消化不良。

(2) 稀水便常见于急性胃肠炎。

(3) 黏冻状常见于慢性结肠炎或慢性菌痢。

(4) 羊粪状硬粒常见于便秘。

(5) 米泔样常见于急性肠道传染。

(6) 大便发黑发亮常见于消化道出血。

(7) 白色陶土样大便可能是胆道阻塞。

(8) 脓血便见于急性菌痢。

(9) 果酱样大便常见于肠套叠。

探索六　饮水环节卫生保健

中午午睡的时候，有一位小朋友想要喝水，佳佳记着"随渴随喝"的喝水原则，想都没有想就让这位小朋友去喝水了。但意想不到的事发生了，很多小脑袋都昂了起来，说也要喝水，一下子就乱哄哄的，这下佳佳傻眼了。

陈老师告诉佳佳："有一些幼儿是真的需要喝水，有些幼儿是跟风，我们要能辨别。现在吵着要喝水的很多幼儿只是不愿意睡觉，或者是想利用这段喝水的时间玩一会，不是真的要喝水。但如果是户外运动结束的时候，不管幼儿是否要喝水，都应该分组、分批安排喝水。"

佳佳总算明白了，理论不能照搬照抄到实习中，很多所谓的宝典也是要根据具体情况运用的。

一、做好清洁卫生工作

保教人员每天早上要清洁水桶和水桶柜，并定期消毒。水龙头下面要放置一个空桶。

卫生·保健加油站

为什么要在水龙头的下方摆放一个空桶？

幼儿在开关水龙头的时候，由于控制力度不自如，有时候会将水龙头开得太大，水溅在地上；有时候龙头关而不紧，水也会滴在地上。在水龙头下方放置一个水桶，可以保持地面干燥，防止由于湿滑造成意外伤害。

二、引导幼儿多喝白开水

保教人员自身要认识饮用白开水的重要性，引导幼儿多喝白开水，渴了就主动向老师表示。尤其是在幼儿户外运动时，一定要为幼儿准备适量的、温度适宜的茶水，放在户外指定的位置，同样水龙头下面要放置一个空桶。

对于那些不爱喝白开水的幼儿，保教人员要及时地提醒喝水，并且在教育活动中，有意识地让这些幼儿了解喝白开水有利于身体健康，慢慢地培养幼儿多喝白开水。针对现在的独生子女中，很多幼儿喜欢喝饮料，不喜欢喝白开水的现象，保教人员可以和家长沟通，赢得家长的配合。

三、养成排队接水好习惯

要引导幼儿在指定的地点接水、喝水。保教人员可以为幼儿准备小杯子，贴有幼儿容易辨识的标记。接水的时候要排队，保持一定的距离，不推搡拥挤，要互相谦让、互相帮助。保教人员可以引导中、大班的幼儿自己制作提示画和提示语，写上注意事项，贴在饮水柜上面。

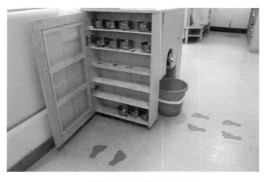
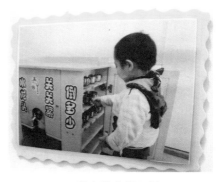

▲ 在固定地点接水、喝水 　　　　　　　　▲ 喝水注意提示画

四、培养幼儿自己动手的能力

针对不同年龄的幼儿，保教人员要做好相应的指导和帮助。鼓励大年龄的幼儿自己动

手接水；帮助小年龄的幼儿接水，接水的时候告诉幼儿"从一边轻轻地推开关，眼睛看好水"，如果幼儿愿意，可以让幼儿自己尝试一下。要对幼儿强调水龙头不要开得太大，防止水溅在四周。接完水，一定要把水龙头关上。

　　幼儿喝水的时候，要一口一口喝，不说话，不嘻笑打闹，以免呛咳。喝完水，引导幼儿把杯子放到指定的地方。

小试身手

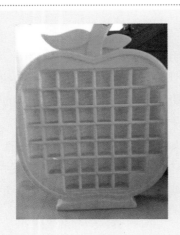 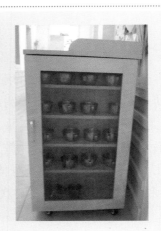

　　第一张图片中的水杯柜，颜色亮丽，设计成苹果形状，幼儿从视觉上比较喜欢。第二张图片中的水杯柜采用了传统的做法，柜门做成带有纱窗的形式，既可以让幼儿看清楚里面的水杯，又做到了清洁卫生。

　　你会为幼儿选择哪个水杯柜呢？

综合任务

　　大班了，萱萱各方面的表现有所进步。可是中午的时候，萱萱却不爱睡觉了，每次睡觉对她来说都是十分困难的一件事情。只见她一会仰着睡，一会卧着睡，不一会嚷着要小便。老师叫她快睡，可就是翻来覆去睡不着。时间在悄悄流逝，声音也几乎没有了，老师以为她睡着了，凑过去一看，两只眼睛睁得滴溜溜圆。老师告诉她快点睡，吃完点心老师请她到建构区玩一会。于是老师轻轻拍拍她，陪着她入睡。起床的时间到了，别的幼儿已经醒了，而她睡得正香。

　　离园时间到了，是萱萱爸爸来接的。爸爸表示家里忙着开店，萱萱平时都由奶奶来照顾。奶奶特别宠萱萱，特地从老家赶过来照顾孩子。由于太宠，萱萱养成了不睡午觉的习惯。现在孩子已经到大班了,爸爸妈妈也觉得不午睡没有关系。一到放假,萱萱不愿意睡,他们也就默许了。

（1）萱萱已经大班了,老师决定采取谈话的方式告诉萱萱,午睡的重要性。请你结合所学引导萱萱自己接受中午睡觉。

（2）与家长沟通。通过与萱萱爸爸的谈话,老师明白了很多家长在思想上并没有重视孩子的午睡问题。而对幼儿的教育还要要靠家长、社会的共同支持。只有请家长配合老师,告诉他们午睡对于孩子的重要性,在家中也让幼儿中午时睡觉,才能让孩子养成爱睡午觉的好习惯。请你在课后,两两结对,模拟老师和萱萱爸爸的交谈,侧重沟通如何正确指导家长有关幼儿生活活动的卫生保健。

（3）课后练习铺床铺,根据实训室安排的小床,正确、迅速地铺床。

模块七 教学、游戏、运动的卫生保健

学习目标

通过本模块的学习,掌握教学、游戏、运动的卫生保健要求,掌握保教人员通过教学、游戏、运动培养幼儿卫生保健意识以及卫生保健能力的技能。

学习背景

幼儿园的卫生保健工作不仅仅停留在卫生清洁、卫生保健等方面,还应该通过教学、游戏、运动等环节,让幼儿树立卫生保健的意识,提高幼儿自我卫生保健的能力。作为未来的幼儿园保教工作者,我们必须掌握幼儿园教学、游戏、运动的卫生保健工作。

探索一 教学活动的卫生保健

佳佳今天帮助陈老师一起组织美工活动——用橡皮泥捏小动物。佳佳给每个小组桌面上放置了橡皮泥、篓筐、抹布等,但还没有等佳佳提出活动要求,橘子组的浩浩就把几块不同颜色的橡皮泥揉到了一起。佳佳冲过去:"浩浩,你怎么可以把橡皮泥混在一起,这样怎么捏小动物啊?"浩浩眨着大眼睛说:"我在做比萨饼,好看吗?"浩浩举起了手中五颜六色的一大块东西,佳佳一时懵住了。

教学活动的卫生保健不仅在于教学活动的卫生要求,还包括教学活动的合理安排、教学活动环境的创设、教学活动中的卫生保健,以及教学活动中所富含的卫生意识、卫生习惯、卫生保健能力的教育。

一、教学活动的一般卫生保健要求

（一）分析本班幼儿的年龄特点

幼儿园保教人员首先要了解自己所带班级幼儿的年龄特点，以及该年龄段所具有的心理特点。针对幼儿的年龄特点和心理特点，确立教学活动，确定教学活动的目标，这样才能为幼儿创设适宜的教学环境，提供适宜的教育。

（二）分析本班幼儿的实际情况

保教人员通过观察、了解、分析幼儿，确定本班级幼儿的实际情况，以便于设计和组织适合于本班级幼儿的教学活动。保教人员要尊重幼儿的兴趣爱好，了解幼儿的需要，重视幼儿当前的发展水平。

 卫生·保健加油站

年龄特点和本班级幼儿的实际情况对于新入职的同学来说会是一个难点。我们可以尝试把文献中关于幼儿年龄的特点背出来，结合实习、见习中的观察，记录、归纳，总结出自己所在班级幼儿的实际情况。

（三）确定适宜的教学目标

保教人员要认真学习《幼儿园工作规程》的保教总目标，《幼儿园教育指导纲要》的领域目标以及幼儿的学期目标。逐层次地分解这些目标，结合班级幼儿的年龄特点和心理特点，确定班级教学活动的各级各类目标。

（四）选择适宜的教学内容

根据既定的教学目标，选择相应的教学内容，充分考虑幼儿的兴趣和经验。保教人员应为幼儿选择难易适中，但略高于幼儿的现有发展水平的教学内容，即要让幼儿"跳一跳"才能掌握的教学内容。这就需要我们保教人员在日常生活中，认真地观察幼儿，了解幼儿的现有经验，发现幼儿的兴趣点。教学内容可以是保教人员参考各种因素选择的，也可以是幼儿活动中生成的。

（五）创设适宜的教学环境

保教人员首先要考虑的问题是教学环境的安全、卫生。幼儿教学活动的场所要宽敞、干净、明亮，光照要好，且尽量使用自然光。教学活动中使用的桌椅，高度要符合幼儿的身高，且使用安全桌椅。保教人员要充分利用教学环境，根据季节、节日等变换墙面环境。教学环境要美观，富有教育意义，能吸引幼儿的注意力。

（六）创设安全、愉快的心理氛围

保教人员要善待每一位幼儿，要尊重每一位幼儿的发展状况，要为每一位幼儿提供学习活动的空间。保教人员在教学活动中，要用和蔼、亲切的语气引导幼儿活动的开展，要关注每一位幼儿的活动，要给予幼儿及时的表扬和鼓励，让幼儿乐于参与到教学活动中，让幼儿充分地表现他们的自主性。

小试身手

　　面对浩浩把准备用来捏小动物的橡皮泥揉成一团，还很理直气壮的情况，佳佳可以有以下两种应对：

　　（1）佳佳大声嚷嚷："你怎么可以把橡皮泥捏在一起？现在怎么分开呀？我让你们做小动物，没有让你做 PIZZA！"

　　（2）佳佳点头："嗯，这块 PIZZA 还真不错，能和其他小朋友一起分享吗？"

　　请分析以上两种应对，浩浩分别会有什么反应？会产生什么样的效果？如果你是佳佳，会采取哪种应对方式呢？

（七）选择适宜的教学材料

　　保教人员根据幼儿的年龄特点和教学内容选择丰富的教学材料。教学材料要安全、无毒、干净，要有利于幼儿各方面能力的发展。应尽可能地借助自然材料。

小试身手

　　今天是幼儿园的开放活动日，会有很多家长来园。安安的老师精心准备了一个"学小动物走路"的教学活动。

　　活动中，安安的老师请班级里的小朋友扮演动物。安安妈妈在旁鼓励安安举手，安安把小手举得很高，可是老师并没有请安安来表演。一次、两次、三次，安安老师都没有注意到安安，安安有点不高兴，再也不愿意举手了。妈妈鼓励他："安安，妈妈帮你一起举手。"最后一次，安安不情愿地在妈妈的帮助下，举起了手，可是老师还是没有叫到他。这下不要说安安，连安安的妈妈都很沮丧。

　　活动结束后，妈妈们在一起交流，安安妈妈禁不住抱怨："我们家安安举了好几次手，老师压根没有看到一样，一直请那几个小朋友，那个小姑娘都上去两次了。"有家长立即附和："是呀，所有的活动就请几个小朋友，家长肯定送东西了。"

　　安安老师听到了，心里很委屈：今天是公开教学活动日，我当然想给家长一个好的印象，请几个平时表现好的幼儿表演，难道这也有错吗？

　　幼儿园的开放活动日针对的是家长，不是教学专家，保教人员要理解每一个家长对自己孩子的偏爱。他们不是去看老师的表演，也不会太关注课堂的完整性，而主要是看自己孩子在课堂上的表现，哪怕自己的孩子回答错误，在家长的眼里，孩子的表现一样是最棒的。

安安的老师可以请每个小组轮流上台扮演小动物走路，幼儿在教室中央展示自己，家长和其他幼儿都可以很清楚地看到，每一个幼儿都能参与到教学活动中。

请你帮安安的老师再想一个好办法，既可以关注到全班的所有幼儿，又能让展示活动顺利进行。

二、美术活动中的卫生保健

（一）活动前的准备工作

1. 创设适宜环境

保教人员要为幼儿的美术活动提供宽敞、安静、干净、明亮的活动环境，有条件的幼儿园可以提供幼儿专用的美术活动室。专用的美术活动室最好配备洗手设施。若教学活动室为共用，在美术活动前，保教人员要合理安排座位。幼儿园通常采用方形桌，前后左右各一个幼儿。美工活动室的桌子可以设计成专用，比如四角挖出正方形的凹槽，用来放废纸等；或者在中间设置一个正方形的凹槽放置多用架子，上面可以挂双面胶、剪刀等。保教人员可以根据班级幼儿的实际人数，进行桌面人数的调整，但一定要保证每一个幼儿拥有足够的空间进行美工活动。

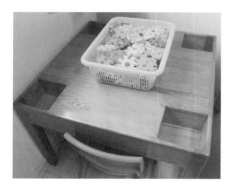

▲ 四角有凹槽的方形桌

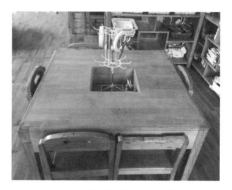

▲ 中间有凹槽的方形桌

2. 提供适宜的美工材料

要根据幼儿活动的内容以及年龄特点提供美工材料。

绘画活动中，要为幼儿提供铅笔、橡皮、蜡笔、油画棒、绘画纸、剪刀、胶水等材料，提供的材料要符合幼儿的人数，并且能略多于幼儿人数以备用。

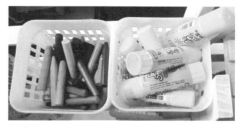

▲ 为幼儿准备各种材料

比如一个班级有 25 名幼儿,提供的材料应为 30～35 份,比幼儿的人数多 5～10 份。保教人员在活动前把材料分放在每个幼儿的桌面上,把共用的材料放在桌子中间的小筐里。

纸工活动中,要为幼儿提供各色彩纸、剪刀、胶水、小箩筐、抹布等。

泥工活动中,要为幼儿提供各色彩泥、配套用具、抹布、辅助品等。

 卫生·保健加油站

橡皮泥在冬天时容易干,可以适当地在橡皮泥里加一点温水,然后再揉,做好的作品可以放在保鲜袋里。

幼儿园为幼儿提供的材料都要符合安全标准,蜡笔、油画棒、橡皮泥等无毒、无副作用,剪刀要圆头,黏土应选择不含沙和其他杂质的。有条件的情况下,可以为幼儿配备反穿衣,让幼儿在美工活动中,大胆地动手、动脑,享受创作的乐趣。

（二） 美工活动中的卫生保健

1. 坐姿正确

美工活动时,要让幼儿坐端正,形成良好的坐姿。幼儿坐下后,保教人员帮助幼儿把小椅子往前面挪一点,或者引导幼儿自己挪椅子。幼儿两腿放平,胸离开桌边约一拳的距离。时刻提醒幼儿注意用眼卫生,眼睛和桌面距离为 30～35 厘米为宜。

2. 正确使用工具

保教人员要根据幼儿的年龄特点,教会幼儿正确使用笔、剪刀、胶水等美工用具。对于年龄小,不会使用工具的幼儿,保教人员要耐心地教,直到幼儿慢慢学会。在幼儿进行美工活动的过程中,保教人员要在一旁帮助指导。

 卫生·保健加油站

握笔要从全掌五指大把抓笔到三指(拇指、食指、中指)定位抓笔,食指指尖靠在铅笔削露的地方,第一关节不要突出,中指、无名指和小指轻轻往内弯,小指轻轻靠在纸上。对于幼儿涂画的动作,保教人员不要直接干涉,对动作的训练应在画画之外的游戏中进行,多做些适合幼儿年龄和动作发展水平的手眼配合的活动。对于小年龄幼儿,保教人员可以扶手帮助幼儿练习如何握笔,如何开始涂画。

3. 安全使用工具

在活动前,要告知幼儿各种用具的安全用法,告诫幼儿在活动中不做危险的动作。比如,不拿铅笔的尖部对着旁边的小伙伴;递剪刀给同伴时,要把剪刀柄朝着对方。

保教人员在活动中要观察、提醒幼儿不要将小豆、小圆棍等物品放入口鼻,以免发生意外。

4. 保持卫生

在美工活动中,要培养幼儿良好的卫生习惯。比如,画画的时候,要提醒幼儿小心使用颜料,以免涂抹到桌面上、弄到衣裤上;剪纸的时候,要把剪下来的碎纸屑放到垃圾桶里。

保教人员要及时用抹布擦掉桌面上的污渍,保持桌面干燥、干净。

5. 创设良好的活动氛围

要引导幼儿在美工活动中,轻拿轻放材料,小声交谈,不大声喧哗。幼儿之间要互相帮助,并用"请"、"谢谢"等语言来寻求同伴的帮助,感谢同伴的支持。共用的材料要互相谦让。

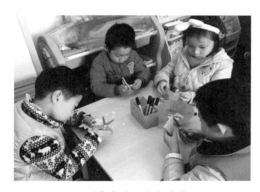
▲ 活动时不大声喧哗

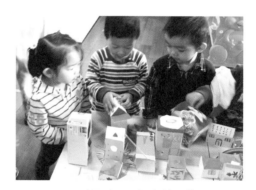
▲ 引导幼儿之间友善交往

美术活动既是个体活动,也是合作活动,通过引导幼儿之间的友善交往,培养幼儿的动手和交际能力。

6. 照顾每位幼儿的情绪

保教人员应关注幼儿在活动中的情绪,帮助幼儿及时解决遇到的问题,包括处理幼儿与同伴之间的关系,让活动顺利开展下去。

(三) 活动结束后的收拾整理

在美工活动结束后,要引导幼儿帮助保教人员一起收拾整理材料。每个小组将美工用具放在桌子中间的小箩筐里,保教人员把幼儿的作品放在展示区域。引导幼儿动手收拾桌面,把垃圾扔到垃圾桶里。保教人员把桌面用湿抹布擦拭干净,为幼儿树立认真、勤劳做事的榜样。

组织幼儿排队洗手,培养幼儿活动后洗手的好习惯。

卫生·保健加油站

3～4岁幼儿书写准备练习表①

准备的内容	举 例 说 明
手部肌肉练习	发展小肌肉的协调性，做一些小手运动操，提供锻炼幼儿小手肌肉的材料，如：积木、泥塑、橡皮泥、撕纸、剪纸等
手腕练习	在户外活动中可以让孩子们一起玩一些轻器械，锻炼幼儿的大肌肉，使其协调发展。也可在进餐活动中让幼儿正确使用勺子、筷子进餐，发展幼儿的手腕动作
手眼协调	发展幼儿手眼协调的动作可以是专门的教育活动，也可以是在日常生活中渗透，如：串珠子、系鞋带、画画、剪贴、用绳子打结等
正确握笔姿势	书写时正确的坐姿、书写时眼睛和书保持适当的距离、正确的握笔姿势、眼睛随手由左而右的习惯等
认识书写工具	认识各种常见的笔，以及这些笔的功能；认识各种常见的书写本子，认识田字格等
笔画练习	可以利用有趣的活动练习笔画，如虚线图画描实练习、有规则的线段练习、画长线练习等
涂色练习	给由简单到复杂的图案准确无误地上色等

三、音乐活动中的卫生保健

（一）创设适宜环境

要为幼儿创设干净、宽敞、明亮、通风的活动环境。在音乐活动之前，保教人员要清扫地面的垃圾、擦拭灰尘，空气应该清洁、新鲜、湿润，温度不宜太低。在寒冷的冬季和炎热的夏天，不宜安排幼儿在户外唱歌。

根据音乐活动的内容，事先安排好幼儿的座位，可以是马蹄形、扇形、半圆形，也可以是纵队形。场地要宽敞，保证幼儿有充分的空间活动。

（二）正确引导，健康活动

幼儿在唱歌的时候，同书写一样，也要保持良好的坐姿，身体坐端正，两腿放平，双手自然下垂或者平放在腿上。幼儿也可以采用立姿，身体和头部保持正直、放松，两手自然下垂在身体两侧，身体重量均匀地分配在两腿上。

让幼儿用自然美好的声音发音，嘴巴自然张开，下巴放松，不大声喊叫。

---

① 选自蒙台梭利早教全书。

（三）选曲讲究

为幼儿选择音域适宜的歌曲，节奏和拍子不宜太复杂，唱歌时间不宜过长；舞蹈动作设计尽量简单，有节奏，容易学；音乐游戏短小有趣。可综合运用音乐、舞蹈和游戏，让幼儿在活动中感受美、体验美。

佳佳小观察

佳佳今天接受一个任务，带领班级的幼儿学唱"礼貌歌"。佳佳自己先熟悉歌曲，再练习钢琴，自认为准备充分。上课的时候，佳佳弹着琴，自己唱一句，带领小朋友唱一句。可是佳佳发现小朋友的声音越来越小，转过头一看，后面的几个小朋友开始讲话，身体也转向了一边。佳佳不得不停下来，让小朋友们坐好。然后继续唱歌。可是反复几次，停停唱唱，一节课下来佳佳觉得好累。

小班的幼儿，孩子注意力集中时间短，老师不能只注重自己技能的展示，而忽略了与幼儿的互动。如果在教学过程中，采用单一的方式，留给幼儿一个弹琴的背影，效果自然不好。

四、 阅读活动中的卫生保健

（一）选择适宜的图书

幼儿园要根据幼儿的年龄特点为幼儿准备适宜的图书、图片或卡片。为幼儿选择的读物尽量图文并茂，图画为主、文字为辅。读物应该是正规出版社出版的书本，读物的内容具有文学性和教育性。

幼儿园应为幼儿提供开放式的书架，把幼儿的书籍平铺放置，让幼儿能清楚地看到读物，选择自己喜欢的书籍。

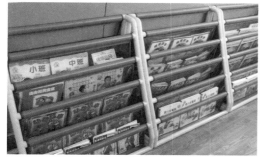

▲ 开放式书架

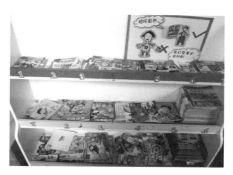

▲ 书籍平铺

（二） 提供适宜的阅读场地

要为幼儿提供适合的阅读空间，空间要宽敞、舒适、无噪音。阅读区域不能紧邻建构区域、音乐区等喧闹区域。可以用一些隔断开辟安静、光线好的阅读区域。为维护环境的安静，每次阅读活动，可适当控制阅读区域人数。

准备一些垫子或者地毯铺在阅读区域，幼儿可以坐着阅读。幼儿进入阅读区域时要脱去鞋子，并且把鞋子放在指定位置，摆放整齐。

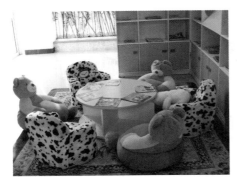
▲ 阅读区要舒适而安静

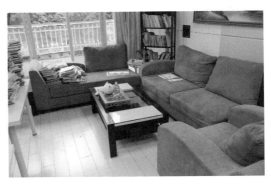
▲ 阅读区要采光明亮

（三） 正确引导阅读，学习分享和交流

引导幼儿在看书的时候，身体要坐端正，眼睛和书本要保持一定的距离，不在阳光下看书，也不躺着看书。阅读的时候要一页一页地翻阅，要有耐心。培养幼儿的阅读习惯，进入阅读区域能够大胆表达、表现自己，充分发挥自己的想象力。

要引导幼儿学会分享读物，大家都喜欢的读物，要一起看或者轮流看，不能抢夺。同伴之间交流要轻声细语，不能大声喧哗。幼儿在与同伴交往中遇到问题，要引导幼儿妥善地解决；遇到难以解决的，能向保教人员寻求帮助。

（四） 收拾整理

引导幼儿在阅读完毕后，把书籍归位，摆放整齐，并把阅读区域的东西整理好。

探索二　幼儿运动的卫生保健

佳佳发现一到户外，班级里的小朋友都很兴奋，在班级的活动区域里进行着各种活动。只有在篮球区域玩的安安，从篮球筐里拿了一个球，慢慢吞吞地走向篮球架，走到一半就折返了。只见他走到休息区,抱着球坐下就不动了。佳佳看见这个情形,就让瑶瑶去邀请安安一起去投篮。瑶瑶去拉安安的手,安安站起来,跟随瑶瑶走到了篮球架下面,可是他并没有投篮,转了两圈,又回去坐下了。佳佳觉得又好气又好笑,她走到安安身边,问安安为什么不和小朋友一起玩,安安摇摇头说不想玩。佳佳引导安安:"安安,你要多运动,这样身体才会更健康。"安安点点头拿着球去投篮。佳佳欣慰地去看其他小朋友活动了。可是一转身,发现安安又回到休息区了。佳佳想:怎么样才能让安安喜欢运动呢?

一、运动前的准备工作

(一) 了解幼儿运动的目的

保教人员要了解幼儿运动的目的,重视幼儿的运动。幼儿运动主要是为了增强体质,提供幼儿交往、分享乐趣的机会,提高幼儿健康发展水平。

(二) 熟悉幼儿运动的特点

要牢记《学前教育课程指南》中幼儿的年龄特点和各年龄段发展重点,同时要特别关注本班幼儿的已有经验,再参照《学前教育课程指南》中的"关键经验"来确定活动目标,选择运动内容。保教人员要分析班级幼儿的兴趣点,为幼儿选择喜欢的活动,让幼儿积极主动参与活动。

《上海市学前教育课程指南》中幼儿的基本经验及内容示例表

基本经验	内容示例
1. 用动作模仿周围事物的形态和动作特征,感知运动节律的变化	动作模仿操:徒手操、轻器械操、各种变化的动作节律
2. 大胆进行各种身体运动,体验各种肢体动作的可能性	基本动作:走、跑、跳、踢、转、抛、接、投、拍、推、拉、悬、滚、钻、攀、平衡
3. 借助各种材料和器械进行活动,尝试新的内容和玩法,获得身体运动的经验	物品:桌、椅、梯子、纸箱、布袋、管道、轮胎、橡皮筋、棍棒、稻草、竹节;体育器械:球、绳、圈、积木、毽子、陀螺、童车、滑板、平衡台、羊角球、滑梯、秋千等
4. 对信号能做出反应	动作反应:开始、停止、动作变化、方位变化、速度变化
5. 体验运动的方向,根据运动中对象的空间位置和距离,调整自己的动作	方位:上下、前后、左右;距离:远近
6. 在大自然中锻炼,尝试新奇、有野趣的活动	活动:远足、负重、爬山、游泳、溜冰、玩沙、玩水、玩冰、玩雪
7. 对危险的事情能及时做出反应,能控制自己的动作和行为,有一定的安全意识	安全:野外活动时不远离成人、身体运动时学习自我保护的方法

(三) 做好运动前的准备工作

1. 场地准备

在组织运动前,保教人员应仔细检查场地是否平整。比如,场地上面是否有小石头、树枝等杂质，是否有水渍，是否堆放杂物等。要把场地上面与运动无关的东西清除干净，为幼儿运动创造一个安全、舒适的运动环境。

2. 器械准备

幼儿的运动机械主要有大型和小型两种。

大型器械最好安放在泥草地上或者是塑胶地上。保教人员在幼儿运动之前检查器械是否完好无损，是否有摇晃、松动等现象，表面是否平整、光滑。除了检查大型器械的安全之外，保教人员每天要擦拭器械，每周消毒一次，保持器械的干净、卫生。同时要安排好不同班级轮流使用大型器械。

要根据幼儿不同年龄的特点，选择不同的小型器械。活动前要把小型器械搬到指定地点。幼儿园要为幼儿提供足够的器械供幼儿选择、交换；为幼儿提供的器械要安全、无毒、卫生。

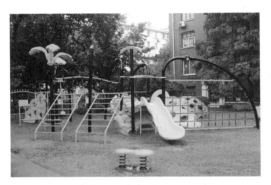
▲ 检查是否有松动、摇晃现象

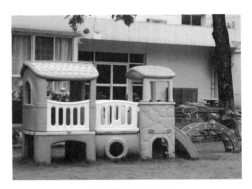
▲ 保持器械干净、卫生

3. 生活用品准备

要为幼儿准备足量的温水和杯子，以及擦汗用、垫背用的小毛巾，毛巾要叠放整齐放在小筐里，上面盖好大毛巾。每个班级的保教人员要带好衣篓筐。饮水桶要放在固定的位置（水龙头的下方放置一个水桶），让幼儿养成到指定地点休息、饮水的习惯。

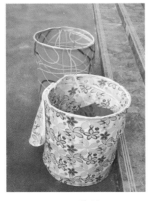
▲ 衣篓筐

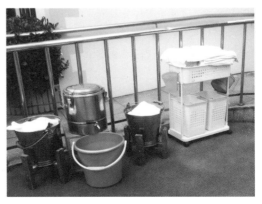
▲ 为幼儿准备好饮水休息处

4. 幼儿自身的准备

幼儿要穿着便于运动的服饰,比如运动裤、运动衣、运动鞋,衣裤、鞋子大小要适中,衣物最好选择透气性好又吸湿的。保教人员要引导幼儿自己检查裤脚有没有拖地,鞋带有没有系好,外套是不是过厚,同时也要帮助幼儿尤其是年龄小的幼儿进行检查。

要培养幼儿的安全意识,在运动前可以适当进行一些身体活动,为之后的运动热身。要逐步培养幼儿的自我保护意识,提醒幼儿在运动中不做危险动作,不互相推搡。比如,滑滑梯是幼儿喜欢的一项活动,在玩耍中,有些调皮的幼儿就喜欢逆行而上,或者反着滑,保教人员单纯地让其不要这么做,不会达到效果。较好的做法是,要让幼儿意识到逆行而上会和从上而下的幼儿发生碰撞,造成危险,两位幼儿都有可能受伤。只有让幼儿自己意识到某些行为会造成运动中的伤害,这些行为才能杜绝。

二、 运动中的卫生保健

(一) 合理掌握运动负荷

要根据幼儿年龄和生理运动负荷特点,合理掌握好幼儿运动负荷。幼儿生理负荷应以中等强度的有氧练习为主,训练中要"强度小些、密度大些、时间较短、强调节奏",让幼儿进行有效的训练。保教人员要为小年龄的幼儿选择运动密度大、强度相对比较小的练习项目。

(二) 指导幼儿正确、安全运动

保教人员要分工合作关注整个活动区域幼儿的活动情况,对于出现的一些危险行为及时纠正。不能简单使用"小心"、"危险"等模糊字眼,而是要指出正确的做法。比如,某某小朋友,请你骑着自行车离开羊角球区域;某某小朋友,请你和前面的小三轮车保持距离。有些时候还需要保教人员去进行引导,尤其是对小年龄的幼儿,保教人员最好言语教导加上动作示范,这样幼儿更容易理解。

(三) 关注不爱运动的幼儿

要多关注不爱运动的幼儿、体弱儿,鼓励他们多运动。保教人员要分析这些幼儿的兴趣点,为他们安排感兴趣的活动,引导他们进行力所能及的运动。要密切留意这类幼儿的运动状况,及时地调整这些孩子的运动量,帮助他们擦汗,提醒他们喝水、休息。

(四) 合理划分运动区域

合理安排每个班级的运动,分批、分班级进行运动,保教人员对运动区域进行合理划分,班级和班级之间分区域进行活动。具体可见下表中的区域划分。

	周一	周二	周三	周四	周五
大二		1号场地	2号场地	3号场地	
中二	混龄	2号场地	3号场地	1号场地	混龄
中三		3号场地	1号场地	2号场地	

1 号场地：山洞，小自行车，路障，邮箱，滑板车，轮胎，跳山羊，竹梯，大小滚筒，跨栏等。

2 号场地：羊角球，皮球，平衡木，水桶，运水器具，书包，轮胎，投掷材料等。

3 号场地：沙池（大型玩具、勺子、小桶、空心模子、小铲等）。

小试身手

上述区域划分中有一块是混龄运动，为什么这么分？有什么益处？

（五）引导幼儿正确、安全运动

关注幼儿交叉区域，及时提醒进入其他区域玩的幼儿，回到指定区域，以免发生危险。在运动前，要让幼儿认识不同的区域，并且能够遵守自己所在区域的相关规定，不能随意跑离所在区域。比如，幼儿园的玩沙区域通常有保护边，高于地面，区域里有一些特定的器械，如排球、玩沙工具等，幼儿在玩沙区域要带好袖套和脚套，玩沙的幼儿不可以跑离这个区域，在其他区域玩的幼儿也不能进来。

要引导幼儿参与每一项运动，对于幼儿的选择，要根据幼儿的情况进行适当调整。不能因为幼儿偏爱某项运动就只玩这项运动。要让幼儿参与到各种各样的运动而发展各方面的能力。

（六）密切留意幼儿运动状况，及时处理意外事件

要关注幼儿的活动量、活动的强度和密度，及时提醒活动量比较大的幼儿到休息区域休息，喝适量的水，擦擦汗，背上擦不到的地方，保教人员帮助擦。要保证班级或区域中的幼儿处于自己的视野中，及时处理运动中的意外事件，如幼儿出鼻血，跌伤、碰伤等，并在活动结束后对幼儿进行相应的安全教育。

三、运动后的卫生保健

（一）引导幼儿离场

保教人员要引导幼儿结束运动，并听从指令，排队离开运动场地。通常幼儿园会在运动结束前播放固定的音乐，给幼儿一个信号："我们的运动即将结束。"保教人员拿好本班装衣物的篓筐。

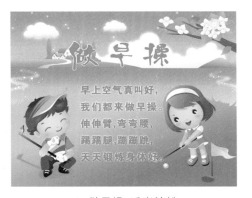

▲ 做早操，适当放松

（二）引导幼儿穿衣、放松

引导幼儿快速地擦汗，背部擦不到的地方，幼儿之间可以互相帮助。擦干汗以后，及时地穿上衣服，防止着凉。

运动结束、穿好衣服后，应带幼儿做适当的放松运动，比如做早操、花式操或者散散步等。

（三）引导幼儿运动后喝水、如厕

引导幼儿按照班级内指定的小组，分小组排队接水、喝水。喝水要适量，不大量饮水。保教人员在一旁关注，幼儿在喝水的时候，若有玩耍、讲话的，对这些行为要给予纠正。对于某些接水需要帮助的幼儿，要及时给予帮助。

提醒那些容易尿裤子的幼儿，及时去上厕所，不在厕所里讲话、嬉笑打闹。

（四）检查和记录幼儿状况

要注意观察幼儿运动后的精神、面色、食欲、睡眠等状况，对运动的状况进行简单的记录，为以后运动的开展和调整做准备。

（五）整理器械

要迅速地将小型器械搬到指定的地方（器械房、储藏室等），收拾整理好。对一些轻便的运动器械，可以让幼儿动手拿，或者让幼儿合作搬运。

探索三　游戏的卫生保健

佳佳昨天和姐姐一起带小侄子典典去公园玩，小家伙可开心了，在草地上又是跑，又是叫。突然佳佳发现小侄子没有声音了，转头一看，小家伙很专注地拿着两块石头，不知道在干什么。佳佳走过去问："典典，你在干吗？你为什么拿着石头？很脏的。"典典很认真地告诉佳佳："我在生火呢。"说完，又认真地敲起两块石头来。佳佳和姐姐笑得前仰后翻。佳佳到了幼儿园，把这个笑话告诉陈老师，陈老师笑着对佳佳说："以后不能说石头很脏哦，他在游戏呢。"佳佳若有所思，这个是游戏吗？

一、游戏的概念

《幼儿园工作规程》和《3—6岁儿童学习与发展指南》指出：游戏是对幼儿进行全面发展教育的重要形式，幼儿是在生活和游戏中学习和发展的。

什么是游戏？《教育大辞典》中对游戏有这样的描述：游戏是适合幼儿年龄特点的一种有目的、有意识的，通过模仿和想象，反映周围现实生活的一种独特的社会活动。

《学前教育课程指南》中指出，游戏活动指幼儿自发、自主、自由的活动。游戏活动对幼儿发展有重要的价值，游戏活动能发展幼儿的想象力、创造力和交往合作能力，促进幼儿情感、个性健康地发展。

二、游戏的特点

（一）自发性、自愿性

游戏是孩子的天性，提到游戏，我们就会想到童年。幼儿游戏的活动本身就是目的，幼儿玩什么，怎么玩，和谁一起玩，选择什么材料，选择什么地点，都是幼儿自己决定的，不受外在压力的强制。幼儿的游戏往往不在乎结果，也没有严格的程序和模式。

（二）趣味性

趣味性是游戏自身固有的特征，正是游戏的这一特征，给幼儿带来了愉悦和舒适，让幼儿喜欢游戏。幼儿在游戏中，身心放松，积极活动，充分表现自我，体验游戏的乐趣。

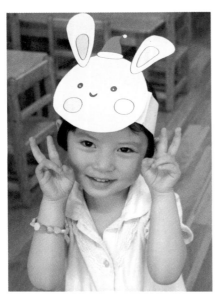

▲ 游戏的虚构性：我是只可爱的小兔子

（三）虚构性

游戏是充满幻想和想象的，是虚构与现实的统一。游戏是以客观世界为依据，是儿童生活的写照，反映其知识经验，同时具有虚拟、"假装"的成分，通过想象对真实生活赋予自己的理解，进行象征性的自我表现。例如，孩子会把椅子当作汽车，把木板当作手枪等。

（四）社会性

幼儿的游戏来源于真实的生活体验，幼儿的生活经验越丰富，幼儿活动的内容就越充实。同时幼儿游戏的主题、内容、玩法都受到幼儿所处的地理环境、生活习俗、道德文化等社会因素的影响。

三、游戏的卫生保健

（一）游戏前的卫生保健

1. 游戏环境的创设

幼儿园要为幼儿创设良好的游戏环境，通风良好，空气新鲜，采光或者照明良好。比如图书区、美工区等区域设置时一定要在阳光充足的地方。游戏的场地要宽敞，但要合理，空间太大，幼儿不容易进行互动，容易出现大范围地奔跑、走动。为幼儿游戏提供的桌椅、玩具柜、垫子等，要适合幼儿身高。

合理分配空间，充分利用一些隔断划分区域。注意隔断不能太高，以免挡住幼儿视线。根据室内的面积以及阶段目标为幼儿设计游戏区域，如娃娃家、阅读区、美工区、益智区、科学区、玩水区等。有条件的幼儿园还可以设置玩沙区域，沙池的边缘设计成石子路，清晰地

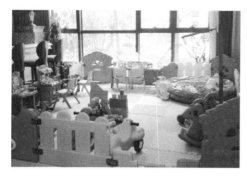

▲ 桌椅高度适中

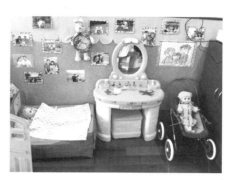

▲ 娃娃家区

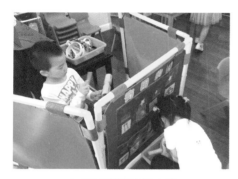

▲ 区域隔断不能太高

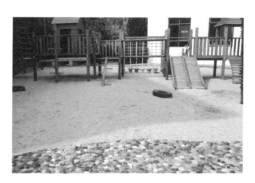

▲ 沙池的边缘为石子路

分隔开玩沙区域和塑胶地面；边缘设计高于沙面，防止沙子的流失。要定期翻晒沙池，清除沙池里的枯枝败叶、废弃物等。

在幼儿游戏前，应该仔细检查场地是否平整，有无安全隐患。一般选择松软的泥草地作为游戏场地。场地上安有滑梯、秋千、转椅、平衡木、攀登架等游戏设备。定期检查这些设备的安全，每天要擦拭这些设备，定期消毒，为幼儿游戏提供干净、舒适、安全的环境。

2. 提供适宜游戏材料

要分析幼儿的年龄特点，结合本班幼儿的实际情况和已有经验，为幼儿提供合适的游戏材料。游戏材料要丰富多样，以便幼儿自己选择；游戏材料可以半成品材料为主，如各色彩泥、各种材质的纸，让幼儿一物多玩，充分发挥幼儿的想象力和创造力。

3. 引导幼儿遵守游戏规则

保教人员要和幼儿约定游戏中的规则，引导幼儿遵守游戏规则。幼儿年龄越小，规则意识越薄弱，保教人员要耐心指导。比如，在益智区中，可以把规则清楚地贴在游戏桌面上，让幼儿进行游戏的时候，时刻看到，提醒他们要遵守规则。对于大年龄的幼儿，保教人员可以引导幼儿自己制定游戏规则。

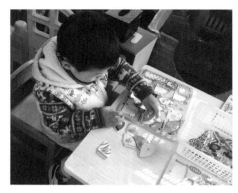

▲ 游戏有趣才能吸引孩子

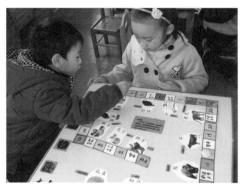

▲ 要幼儿自觉遵守游戏规则

4. 关注幼儿身体状况

保教人员在游戏前要检查幼儿的衣物，根据游戏的类型、内容和气温为幼儿调整衣物，尤其是体弱儿、病后儿，要为其背后垫上干毛巾，防止游戏中出汗弄湿衣服而着凉。

5. 引导幼儿做好准备

引导幼儿游戏前做好准备工作。比如玩沙前，幼儿需要在指定区域戴上袖套、鞋套。

6. 引导幼儿安全游戏

引导幼儿学会在游戏中自我保护，能够正确地使用各种游戏器具，不做危险的动作。如果遇到突发事件，能够及时寻求帮助。

（二）游戏中的卫生保健

1. 引导游戏顺利进行

保教人员给幼儿充分的自主权力，让幼儿自己选择游戏内容，选择游戏材料，选择游戏玩伴。保教人员在幼儿游戏的过程中密切观察，关注游戏的进程。比如，幼儿在玩沙的时候，提醒幼儿注意不要把沙子弄到眼睛、耳朵、鼻子、口中；同时注意不要反复强调"不要扬沙土"，因为这样反而起到消极暗示作用。保教人员可以适当地参与游戏，也可以有目的地观察幼儿游戏。在幼儿遇到困难的时候，引导幼儿尝试自己解决，解决不了的情况下，保教人员帮助解决。

2. 关注幼儿需要

保教人员关注幼儿在游戏中的各种需要，关注每一个幼儿是否参与游戏，角落里有没有遗落的幼儿，是否活动过度。提醒幼儿及时喝水、及时上厕所。对体弱儿、病后儿以及一些需要特殊照顾的幼儿，保教人员要随时关注。

3. 游戏时间充足

要为幼儿提供充足的游戏时间。上午、下午可以提供较长的游戏时间，也可利用活动之间的间隙、入园离园期间短暂的等待时间等。可以根据时间的不同,开展不同的游戏,让幼儿在不同游戏中体验满足感。

（三）游戏结束后的卫生保健

1. 收拾整理

保教人员引导幼儿收拾整理,分类摆放好玩具。协助并指导小年龄的幼儿整理摆放;对于大年龄的幼儿,引导他们自己动手整理。

2. 引导幼儿有序喝水、如厕

幼儿游戏结束后,引导幼儿进入盥洗室进行如厕、盥洗活动,同时能够进入喝水区域,自己接水、喝水。这个时候的生活活动是按需进行,保教人员引导幼儿按照自己的需要有序地进行活动。

卫生·保健加油站

1. 建构区

在创设建构区的时候,可以选择地垫,以避免发出很大的声响。事先准备好大、小箩筐,让幼儿在游戏后学会自己整理玩具,以便下次再玩。引导中、大班幼儿自己绘画、标识规则贴在墙壁上,提醒幼儿在游戏中养成良好的习惯。

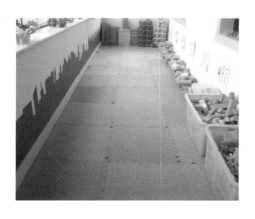
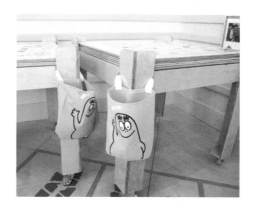

2. 益智区

益智区可以放在安静的角落里。可以选择在桌腿上挂上不同颜色的布袋子,用来放棋子。椅子放在角落里。幼儿进入益智区,到指定地点去搬取椅子,垒高的椅子由保教人员搬下来递给幼儿。活动结束,培养幼儿养成良好的习惯,能主动收拾、整理该区域物品。

3. 娃娃家区域

娃娃家区域有小厨房、厨具、饮水机、小柜子、小沙发等物品,可以用家具作为隔断区分这个区域,保教人员可以把这个区域布置得温馨、舒适,让幼儿在区域中轻松游戏。

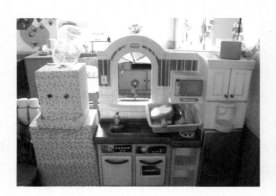 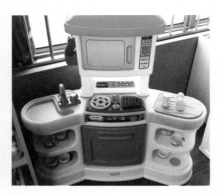

综合任务

中一班周日计划(第 2 周)

内容 ＼ 星期		一	二	三	四	五
生活	内容	(1) 学习使用筷子,指导幼儿尝试用筷子较干净地吃完自己的饭菜; (2) 儿歌:小小筷子。 对能力弱的幼儿进行个别指导				
	观察与指导	(1) 观察幼儿使用筷子的方式是否正确; (2) 指导并处理幼儿在使用筷子中遇到的问题				
运动	观察与指导	(1) 幼儿能双脚夹紧跳跳球向上和向前跳; (2) 观察幼儿能否动静结合运动				
	上午　分散活动	投掷区	平衡区	跳跃区	综合区	混龄活动
	集体活动	游戏:贴人	游戏:老狼老狼几点了	游戏:过河	游戏:赶小猪	游戏:滚地雷
	下午　活动内容	游戏:小矮人	游戏:丢手绢	游戏:贴人	游戏:老狼老狼几点了	游戏:木头人

续　表

内容＼星期	一	二	三	四	五
主题	春天来了： (1) 了解春天是一个万物生长的季节，关注自然环境的不断变化； (2) 感受大自然美丽的景象，以各种方式表达自己的情感与体验				
学习　集体学习	三只蝴蝶(语言)	报春(艺术)	春天是这样来的(语言)	燕子回来了(艺术)	春天的朋友(科学)
内容	活动名称：柳叶飘飘。 材料提供：白纸、蜡笔、记号笔、绿色的皱纸、胶水、剪刀				
个别学习　观察与指导	(1) 观察幼儿先在纸上画上树干，涂好颜色，然后将皱纸剪成许多长条形； (2) 指导幼儿用手搓成细细长长的柳条，粘贴在树干的上面做成柳树				
游戏　内容	角色游戏	美工室	结构室	角色游戏	角色游戏
观察要点	(1) 观察幼儿正确使用筷子的方法； (2) 幼儿能用筷子夹取不同大小、材质的物品				
创意美术活动	迎春花(撕贴)、柳条飘飘(剪贴)				
环境创设	创设"春天来了"主题墙面 在自然角中增添一些春天有代表性的动植物，如：茨菰、小蝌蚪、土豆、绿豆、泥鳅等，并让幼儿学会观察和记录				
家园共育	与孩子一起收集一些与春天有关的用品、图片或有关资料				
反馈与调整					

　　请同学们分析上表中一班周活动计划中的运动、学习、游戏模块，选择一个模块，结合所学，阐述活动中的卫生保健工作。

模块八　幼儿园安全教育及常见意外伤害的预防和处理

学习目标

通过本模块的学习,知道幼儿安全教育的基本内容。掌握幼儿园日常安全工作的内容和方法,学会常用的护理技术,并能简单处理幼儿园常见意外伤害。

学习背景

保证幼儿在园安全是每个幼教工作者的责任。幼儿在园期间各个活动板块,都要创设安全的环境,确保幼儿在园安全,使其健康快乐成长。

因此,保教人员要时刻关注幼儿的安全,同时提高自身安全意识,做到工作认真负责,不随意离岗,掌握简单的护理技术,认真负责幼儿的安全保护工作,严防意外事故的发生,确保各项工作顺利开展。

探索一　幼儿园安全教育

幼儿每天户外运动前,陈老师总会提前带佳佳去操场检查,包括清扫落叶、树枝,捡小石子,检查玩具的完好和安全。回到教室后,本班保教人员都会再三提醒幼儿如厕、穿脱衣服、塞裤子、系鞋带,并讲解每天户外运动的安全要求。保育员同时准备好小毛巾、收纳箱等。佳佳很困惑,每天都讲这些内容,小朋友不觉得烦吗?

幼儿安全工作是幼儿园工作的首要内容,是其他一切工作的基础。由于幼儿年龄小,自我保护能力差,安全防范意识弱,极易发生意外。因此,我们需要培养幼儿自我的保护能力和安全防范意识,同时,要掌握相关幼儿园安全措施,使幼儿避免伤害,健康成长。

我们可以在一日活动中贯穿以下内容,增强幼儿的安全意识。

一、交通安全教育

（一）了解基本的交通规则

在幼儿园，保教人员可以创设相应的环境，引导幼儿遵守规则。比如，上下楼梯时靠右走。散步时，跟紧本班级教师和保育员，不私自离开班级队伍。模拟开车游戏时，遵守交通规则和路线，红灯停，绿灯行，黄灯亮时等一等，行人走人行横道线。在规定场地内游戏。

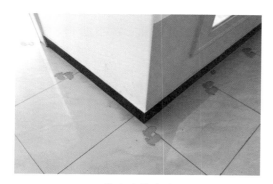

▲ 靠右走的小脚印

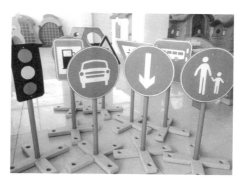

▲ 让幼儿认识交通标识

（二）了解交通标记的意义

教室或幼儿园环境创设中体现交通标记，帮助幼儿认识和了解其意义。

二、消防安全教育

让幼儿认识简单的消防安全标志，知道幼儿园消防安全标志的意义。

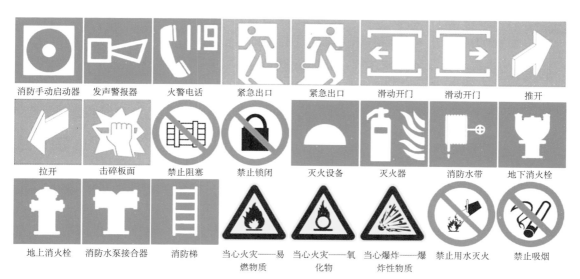

▲ 让幼儿多了解消防标志

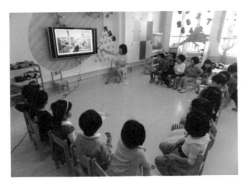

 组织观看录像

教给幼儿火灾来临时简单的自救技能。比如，火灾刚发生时应立刻告诉大人，并离开火灾发生地；当出现烟雾时，应用湿毛巾捂住口鼻，趴在地上匍匐前进。

幼儿园应组织幼儿观看相关录像，了解火灾发生的原因及逃生措施，并在幼儿园进行消防演习。演习前要带领幼儿熟悉本园通道和路线，教育幼儿听从教师的指挥，安全疏散，离开火灾现场。

卫生·保健加油站

教师和保育员可以通过自己创编的简单小儿歌，教会孩子必需的安全知识。一起读一读下面这首有关消防知识的小儿歌吧！

燃气泄漏怎么办？关闭、开窗、到外面；

发生火灾怎么办？捂鼻、弯腰、快疏散；

被火困住怎么办？关门、浇水、窗外喊。

三、食品卫生安全教育

不采食花、草、种子，以免误食有毒植物。幼儿园后花园是幼儿活动的重要场所，教育幼儿爱护花草，不随意破坏植物，尤其不能随意采摘进食。

不随意饮用或打开不明饮料，以免误食因成人操作失误随意放置的消毒药水等。

不捡拾小物件，不带小玩具来园，不能将钢珠、豆粒等细小物品放到口、鼻、耳中。

养成良好的进餐习惯。吃带骨刺的食物要挑干净，以免卡住喉咙；进餐时不打闹嬉戏，以免食物进入气管。

四、幼儿园玩具安全教育

保教人员提醒幼儿注意不同玩具的安全要求。

玩大型玩具时，如滑梯，教育幼儿不拥挤；荡秋千时，要坐稳，双手拉紧秋千绳；玩跷跷板时，除了坐稳，双手还需抓紧扶手等。

玩中型玩具时，如游戏棒，不能用棍去打其他幼儿的身体，特别是头部、眼睛等。

玩小型玩具时，不能将它放入口、耳、鼻中，以免造成伤害等。

五、幼儿园生活安全教育

这一类的安全教育,应家园配合共同完成。

常见的生活安全教育有:记住常用的急救电话,并会拨打;不能随身携带锐利的器具、玩具去幼儿园,如仿真刀等;在运动和游戏时要有秩序,不拥挤推撞;在没有成人看护时,不能从高处往下跳或从低处往上蹦;不爬墙、爬窗台,不从楼梯扶手往下滑;推门时要推门框,不推玻璃,手不能放在门缝里;上下楼梯要靠右边走,不推挤;未经允许不跟陌生人走等。

对于大年龄的幼儿,可以引导他们注意生活中的安全标识,理解其内容,并能做出相关的标记。

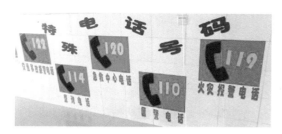

▲ 常用急救电话号码宣传墙

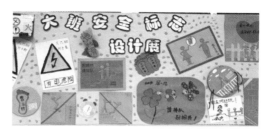

▲ 安全标志设计展

 卫生·保健加油站

幼儿园内的设施安全直接关系到幼儿安全,也是引发意外事故的原因之一。因此,有相关法律法规对此进行规定。

《学生伤害事故处理办法》规定:因"学校的校舍、场地、其他公共设施,以及学校提供给学生使用的学具、教育教学和生活设施、设备不符合国家规定的标准,或者有明显不安全因素"而造成的学生伤害事故,学校应当承担相应的责任。

《幼儿园管理条例》中明确要求幼儿园的园舍和设施必须符合国家安全标准。

探索二　幼儿园安全措施

有一天刚午睡时,妞妞旁边的小朋友喊:"老师,妞妞把钱吃下去了。"佳佳立刻紧张了。这时陈老师过来了:"妞妞,你把钱吞下去了?"她点点头。"那你现在有没有哪里不舒服?"她摇摇头。"是什么样子的钱啊？""是圆圆的。""有多大呀？"她摇摇头。陈老师马上拿来五角和一元的硬币问："是哪一种的？"她指着五角的说："是这个。"陈老师马上带着她去保健室，然后立刻联系妞妞家长。她妈妈说，买早饭时找了五角钱，妞妞一定要就给她了，也没想到后果这么严重。陈老师把保健老师的交代告诉了妞妞妈妈，让她多观察孩子的大便。两天后，妞妞妈妈告诉陈老师，钱拉出来了。

通过这次"吞钱"事件，佳佳意识到：任何时候都不能忽视幼儿的安全，这起事件对幼教工作者是一个提醒和督促。

除了教给幼儿基本的安全知识外，我们应该做好安全措施和准备，避免和减少意外事故的发生。

一、 具备良好的职业道德素养

幼儿园有很多事故是由于幼教工作人员不遵守幼儿园规章制度、安全制度或者疏忽造成的。幼教工作人员工作上的任何闪失，都有可能对幼儿造成伤害。如因操作不当或检查不仔细对幼儿造成伤害、因离岗或失职而发生幼儿事故等。为了避免此类情况的发生，幼教工作人员应该树立正确的工作态度，并做到认真负责，耐心细致，做好每天的日常工作。

二、 日常常规工作内容及方法

（一） 清除户外运动场地上的不安全因素

运动活动是幼儿园四大活动板块中的重要部分，而户外运动场地是幼儿运动的主要场所。运动前，要清除户外运动场地上的不安全因素，如树枝、小石子等。

大型器械应放在泥草地上或者塑胶地上，确保幼儿游戏时安全。

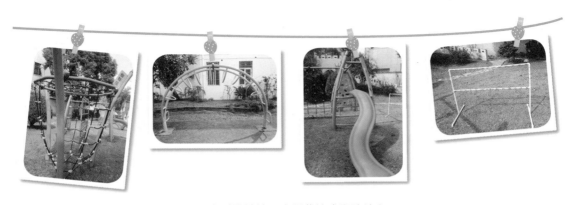

▲ 大型器械放置在泥草地或塑胶地上

幼儿的运动器械购买或设计要重点考虑安全问题。如幼儿的篮球架应放置于塑胶地上，并有缓冲。保教人员自制玩具应尽量选择以各类纸、纸箱、布、毛线、塑料瓶等为材质。跳高、踩高跷、平衡木的制作要考虑幼儿年龄特点及身高，更重要的是保证材料的安全及牢固性。

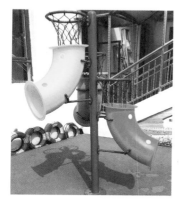
▲ 篮球架的设置

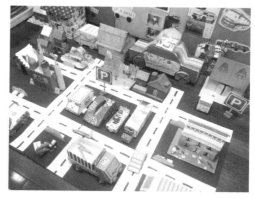
▲ 选取纸类材质玩具

（二）定期检修大型玩具

大型玩具因为使用时间长、日晒雨淋、设备老化、缺乏相应的维修和管理，容易形成事故隐患。保教人员在幼儿运动前要检查玩具的安全状况，一旦发生隐患则立即停止使用。保教人员要及时报修，不能维修的要搬离场地或者竖警示牌。幼儿游戏时，要在旁边看护。

 卫生·保健加油站

国外幼儿园安全教育的环境创设

美国幼儿园的户外活动操场多是采用橡胶木之类的材料，但同时也有适合幼儿开展不同活动的不同地面，如草地、水泥地、沙地等。他们非常重视安全检查工作，有每日每周每月的定期或不定期的安全检查工作。日本幼儿园中的绝大部分户外活动场地采用了硬沙土地，以减少摔倒后的损伤程度；单杠、爬竿等攀爬类设施下面垫上塑胶垫子。

（三）确保生活用品及幼儿玩具安全

应将操作需要的物品及工具放置在固定且幼儿无法触及的位置。盥洗室拖把、抹布等物品用过之后关好门，并上锁。不允许幼儿进入营养室或保育员操作间。

班级窗户高于幼儿身高，或者窗户下面用固定窗，存在安全隐患的地方加护栏。午睡时窗户加纱窗，防止飞虫等入内。

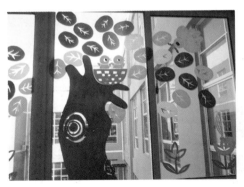

▲ 窗户用固定扣

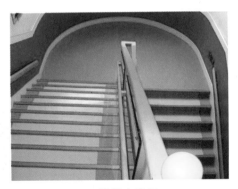

▲ 楼梯有护栏

保持室内整洁，地面无杂物、无水渍。雨天带到班级的雨具应放在集中地方，避免弄湿地面。

检查并保证班级桌椅边角都是圆角，无钉子突出。

幼儿玩具如塑料、木头材质在幼儿游戏结束后用消毒药水消毒。图书等不可浸的物品及类似玩具用阳光暴晒或紫外线消毒。

在北方，室内装有暖气的教室，保教人员应将其周围做好防护措施，避免幼儿触碰。

在幼儿园环境创设中，保教人员应做出相应的提示标识，以图片或文字的方式提醒和告知幼儿应该注意的问题。

（四）室内外活动安全护理

活动时，保育员要关注到每个幼儿，发现幼儿身体不适提醒幼儿及时休息，帮助幼儿擦汗。根据幼儿年龄特点安排活动内容和活动量，外出活动时随时清点人数。

带班人员不得随意离开场地，保证班级每位幼儿在保教人员视野内，及时发现不安全因素。

（五）食物、药物安全问题

培养幼儿良好的饮食习惯，进餐时细嚼慢咽，不说笑，不吵闹，以防食物吸入气管。除幼儿园一日餐点外，不给幼儿其他食品。

教室及盥洗室不存放药品，消毒液应放在保育员操作室专属位置并上锁保管。幼儿园所或班级喷洒消毒药水需在全部幼儿离园后进行。

（六）幼儿接送安全

教育幼儿不跟陌生人走。保教人员应认识班级幼儿家长，并能与幼儿一一对应。接送幼儿时，保教人员应与家长见面。临时原因换人接幼儿时，保育员或教师应与家长取得联系，确认后方可允许接走幼儿。

探索三　幼儿园常见意外伤害的预防及初步处理

幼儿园正上图画课，小朋友们一个个兴奋地拿着笔涂鸦。突然，一支铅笔戳进了瑄瑄的左眼。事情发生后，幼儿园立即把瑄瑄送去医院治疗。当天下午，瑄瑄的父亲接女儿时，发现女儿的眼睛红肿。

回到家里，瑄瑄的疼痛并没有好转，父母意识到事情的严重性。第二天，瑄瑄被转送到了上海治疗，诊断为左眼角巩膜穿通伤，外伤性白内障，造成了十级伤残。

儿童意外伤害又称为儿童意外事故，可以定义为由意想不到的原因所造成的损伤或死亡，如溺水、窒息、跌落伤、烧烫伤、切割伤等。儿童意外伤害问题已引起全社会的广泛关注，被国际学术界确认为21世纪威胁儿童健康和生命的主要问题，也是21世纪儿科和儿童保健工作中的一个重要组成部分。

一、幼儿园意外伤害的原因及幼儿园安全要求

幼儿在园发生意外伤害的原因基本可分为人的因素和物的因素。物的因素可以通过观察整理及修整等预防手段控制在一定范围内；人的因素存在不可控性，但也可以通过教育、学习相关技能等方式获得改善。

（一）幼儿园意外伤害的原因

1. 幼儿时期特殊的身心发展特点导致幼儿易受伤害

幼儿生长发育非常迅速，这个时期的孩子天性好动，好奇心强，随心所欲，对周围的事物有浓厚的兴趣。但缺乏知识和生活经验，自我保护意识和能力较差，对周围环境的危险缺乏认识，无法避免和应对突发事件，容易遭受意外伤害。

2. 幼儿园管理不善、制度不严是意外伤害事故发生的重要原因

管理上的漏洞、执行制度不严往往会带来很大的安全隐患。有的幼儿园没有合理的规章制度，有的幼儿园虽有较完备的规章制度但未能严格执行，这些都势必会造成不良甚至是严重的后果。

3. 保教人员在工作中缺乏安全意识、安全知识或责任心差造成意外伤害

在幼儿园的保教工作中，也常常因为工作人员缺乏安全意识、安全知识等原因而发生意

外伤害事故，如因玩忽职守、责任心差而造成的幼儿伤害，体罚或变相体罚幼儿而造成的伤害。

（二）幼儿园安全要求

1. 来园活动

来园活动是幼儿园一日活动的开始。保教人员首先要开窗通风，仔细检查，杜绝班级出现不安全因素。此外，晨间检查也非常重要，保育员和教师要和家长交流，了解幼儿状况，同时观察幼儿面色、精神、眼神等，如发现异常情况，立刻处理。

2. 进餐活动

保育员首先做好卫生安全工作。桌子消毒，餐具消毒，按序发放。分发餐点时戴口罩、帽子和套袖，穿统一服装。

幼儿餐饮活动中，为幼儿准备温度适宜的饮用水，饮用水用保温桶装，外面做好相应的防护措施。饭菜温热进班，餐车远离幼儿，分发饭菜时，尤其是为幼儿盛汤时，注意幼儿位置，避免烫到幼儿。

关注幼儿进餐情况，教育幼儿进餐时细嚼慢咽，不嬉笑打闹，以防呛到。对于年龄较小的幼儿，喂食速度不能过快，幼儿哭泣时不喂食。

3. 睡眠活动

为幼儿创设安全、安静、空气清新、温度适宜、光线柔和的入睡环境。

幼儿睡眠前检查幼儿口腔，保证幼儿口中无食物。含饭入睡容易呛入气管，出现意外，因此要注重饭后漱口，去除幼儿口中食物残渣。保证幼儿睡眠时不带小玩具或小零食。

增强自身安全意识，严禁脱岗和离岗，如有特殊情况，请其他老师带班。不做和幼儿睡眠无关的事情，不聊天，不打电话，不睡觉。关注幼儿睡眠状况，时常巡视，及时处理异常情况。为幼儿盖被，避免着凉；关注幼儿睡姿，避免幼儿发生窒息。

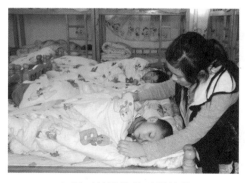

▲ 随时关注幼儿睡眠情况

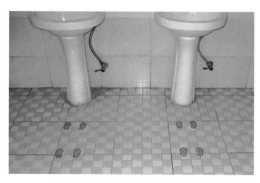

▲ 洗手池前的小脚印

4. 盥洗及如厕

卫生间、盥洗室地面保持干燥，不湿滑、无积水，且有防滑措施。

关注幼儿如厕过程中的安全，教育幼儿不嬉笑打闹，不推不挤。保教人员可以在洗手池和便池附近做些小标记，如小脚印等，提示幼儿站在标记上排队。

由于盥洗室相对较小，无法容纳全部幼儿如厕和洗手，幼儿应分批进入，保教人员可组织幼儿玩些有趣的小游戏，减少消极等待的现象。

天气寒冷时，为幼儿提供温度适宜的水，注意检查热水器是否完好。

5. 室内活动

区域游戏一般在室内开展，由于场地有限，适合小范围的游戏。应为幼儿提供充足的玩具或器械，避免因争抢发生冲突；每个区域有最多人数限定，避免拥挤；活动过程中关注幼儿安全，尤其是较为顽皮的幼儿，避免出现意外事件。

组织教育教学活动时应根据活动内容，选择合适的座位排列，这既能有利于保教人员关注每位幼儿，又有利于保教人员和幼儿之间的互动。

6. 户外活动

在幼儿活动前仔细检查场地是否有异物，排除活动场地安全隐患。运动场地做好安全标志，并教会幼儿读懂。

幼儿运动前做好活动准备工作，让幼儿适当热身，避免活动过程中的拉伤、扭伤。

了解班级幼儿体质状况，对于特殊体质的幼儿进行特殊护理。不能参加运动或只能参加小活动量的幼儿，请家长填好相关表格，保教人员根据幼儿体质组织活动。

户外运动前，根据天气情况提醒幼儿及时穿脱衣服，特殊幼儿可以先垫上小毛巾。幼儿鞋带不松开，裤管不拖地。

上下楼梯时，教师保育员分别站在队伍前、中、后位置，前面一人倒着走，后面一人向前走，中间一人侧着走。上下楼梯前对幼儿进行教育，做到遵守规则，注意力集中，保持安静，逐步逐级走，不跑不跳，不推不挤。

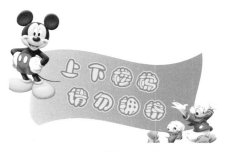

▲ 上下楼梯勿拥挤

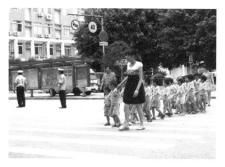

▲ 过马路时争取交警的协助

户外活动中，教师和保育员在旁边照顾。观察幼儿面色及出汗情况，避免出现运动过量情况。关注并及时制止幼儿的危险动作。

如幼儿园有外出活动，教师保育员要随时清点幼儿人数，过马路时和交通警察或交通协管联系，拦截来往车辆，留出过道让幼儿通过。

二、 常见意外事故的正确处理方法及预防措施

佳佳小观察

早上豆豆喝豆浆时，手不小心被豆浆烫红，佳佳很紧张，立刻带着孩子去找卫生保健老师。当卫生保健老师看到时，豆豆的小手已经起了水泡。卫生保健老师很快处理好，并委婉地告诉佳佳："其实当时在自来水上多冲一下或抹点肥皂，孩子的手就会没事的。"佳佳很懊恼，同时意识到：掌握基本的意外事故的处理方法非常重要，自己一定要多学习。

幼儿正玩得起劲时，往往对周围环境缺少注意，容易出现意外事故。另外，幼儿之间的小摩擦也难以避免，保教人员要做好相关的预防措施。如果事故已经发生，保教人员应能按照学习过的知识，迅速进行相关处理。

（一） 出血

1. 鼻出血

鼻出血是幼儿园常见的问题之一，其原因很多，最常见于幼儿用手抠鼻、发热或空气干燥，也可见于某些疾病。

（1）处理方法：安抚幼儿情绪，使其安静坐下，然后压迫止血。具体做法为：让幼儿头略前倾，张口呼吸，用手捏住鼻翼两侧，按压 5～10 分钟；出血较多时，可用 0.5％麻黄碱或 1/1000 肾上腺素湿棉球填塞住出血侧鼻孔，需要深达出血部位。前额、鼻部可用冷毛巾或包冰块冷敷，局部血管收缩而止血。止血后 2～3 小时内不做剧烈运动，避免再次出血。

若儿童经常发生鼻出血，应去医院做全面检查。

（2）预防措施：提醒幼儿不要在活动室内跑动或拿玩具摔、扔，以免碰撞鼻子，造成无意磕碰；勤剪指甲；掌握正确的擤鼻涕方法。

2. 创伤出血

幼儿在园可因很多原因造成外伤，少量外伤出血不会发生危险，但需要及时处理。

（1）摔伤、擦伤。幼儿可因奔跑、跳跃时跌倒而蹭破皮肤，常出现在膝盖、胳膊肘等位置。穿衣较少的夏季更为常见。

① 处理方法：伤口较浅如仅蹭破表皮，用自来水或温水反复冲洗伤口，再涂上红药水；创伤面有泥土或污物，用冷开水或淡盐水冲洗，再涂上消毒药水，贴上创可贴或用纱布包扎；伤口较深有出血，用自来水或生理盐水清洁伤口，并用酒精消毒；若伤口较深，出血较多，伤口内含有泥沙或其他异物，用淡盐水冲洗后用干净纱布覆盖，及时去医院就诊。

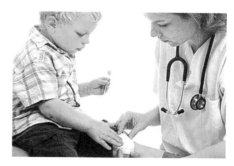

▲ 幼儿摔伤出血应对

② 预防措施：提醒幼儿日常活动中注意安全，户外运动或游戏时，不要剧烈奔跑、打闹追逐等。

（2）刺伤。幼儿园内并非完全光滑。幼儿可能因接触到带刺的花草、木棍、竹棍等而发生扎刺的情况，虽然伤害性小，但极易发生。

① 处理方法：用自来水或生理盐水清洗伤口后，再用消过毒的镊子顺着刺的方向全部挑净、拔出，不留有残余，挤出淤血后，用酒精消毒伤口；如刺伤很深，刺入物带菌且创伤面较大，应立刻送医院处理，同时注射破伤风抗毒素，预防破伤风。

② 预防措施：要经常检查活动室中的木制玩具是否有断裂现象，并及时更换和处理。

活动室内不用图钉，不要将小礼物别在幼儿的衣服上，以免幼儿被扎伤。

（二）突发人为伤害

1. 划伤或割伤

幼儿使用剪刀、美工刀等工具，触摸硬纸张、打碎的玻璃或陶瓷器皿时都可能发生划伤事故。

····· 小试身手

请思考，如何减少幼儿在园的创伤性出血伤害？

你有什么好方法吗？

佳佳小观察

幼儿园大班区域游戏，佳佳被陈老师派来帮忙。美工区的辰辰和霖霖在边游戏边愉快地聊天，佳佳看后放心地去指导其他区域。一眨眼，两个小朋友吵起来了，辰辰拿起剪刀剪向霖霖的手。教师和佳佳过来的时候，霖霖的手鲜血淋淋，非常可怕。

（1）处理方法：用干净的纱布按压伤口止血。止血后，伤口周围用75％的酒精由里向外消毒，敷上消毒纱布，并用绷带包扎。如被玻璃等器皿扎伤，应先用清水清理伤口，用镊子清除碎玻璃片,消毒后再包扎。

如果幼儿割伤的部位是手臂,应告诉幼儿不要将手臂和手指伸直,要放松,使手臂适当抬起,手指自然弯曲。切不可试图用布条、绳索将幼儿的手臂或手指紧紧捆绑以止血。

若幼儿的手指被利器割断,应保护好断指(可将断指装入消过毒的玻璃容器或用干净的塑料袋、手帕包住)并连同幼儿一起送往医院。

（2）预防措施:使用小剪刀等物品时,教授幼儿掌握基本的使用技巧;手中有利器时,教育幼儿不要奔跑、打闹、嬉戏。

碰到打碎的物品时,第一时间告诉老师或保育员,不要私自处理,保育员要及时关注和清理班级破碎物品。

保教人员应将班级物品进行归类,利器不应随意放置。

看一看,这种做法对吗? 有哪些隐患?

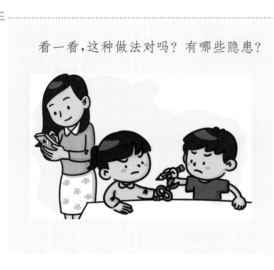

2. 抓伤、咬伤

幼儿由于年龄小,自控能力差,在幼儿园一日活动中,有些幼儿会用抓、咬等方式处理和同伴间的矛盾。

（1）处理方法:皮肤没有破损的情况下可以轻轻按摩及用温热毛巾敷于患处;皮肤破损流血的,要用温开水或生理盐水冲洗拭干后,以碘酊或酒精消毒、止血,并送至医院做消炎及病毒防治处理。

（2）预防措施:晨检时检查幼儿指甲,确保幼儿不留长指甲。教师和保育员时刻关注幼儿活动,发现潜在危险及时制止。

3. 挤伤

幼儿偶尔会发生被门或抽屉挤伤的情况。严重时,可出现指甲脱落的现象,应及时发现并处理。

（1）处理方法:若无破损,可用水冲洗并冷敷,以减轻痛苦;疼痛难忍时,可将受伤的手指高举过心脏,缓解痛苦。

若有出血,应消毒、包扎、冷敷。若指甲掀开或脱落,应立即就医。

（2）预防措施:每天来园后和离园前,检查班级的门窗,保证其完好性。幼儿来园后,需要开门的地方,如盥洗室等,将门固定,确保幼儿无法推动。在活动中,不要让幼儿随意搬动桌子,避免幼儿的手指被挤压。有校车接送的幼儿园,司机及相关护理人员应注意幼儿上下车安全。

4. 扭伤

活动中,幼儿爱跑、爱追赶、爱争抢物品,有时他们很难控制自己的行动速度。因此,手腕、肘、脚踝、腰、颈部等身体部位常常会发生扭伤。轻则会出现皮肤青紫、淤血、肿胀,重则会出现脱臼,甚至轻微残疾。

(1)处理方式:如果只是轻微扭伤,可用冷水浸湿的毛巾或冰块敷于伤处;如果幼儿扭伤的是踝关节,可先用红花油涂抹于扭伤处,然后再让幼儿平躺休息,将受伤的踝关节抬高,并在扭伤处下面垫一些可以稳住脚部的软性物品。

如果是严重扭伤,如腕关节、肘关节、踝关节扭伤,幼儿扭伤处很快出现肿胀或淤血,并疼痛难忍、难以站立,教师不可再叫幼儿走动,应立即送往医院治疗。

(2)预防措施:活动中加强对幼儿的安全教育,不奔跑、不争抢物品。教师和保育员时刻关注幼儿活动,一旦发现危险因素,立刻提醒或制止。提醒家长不为幼儿穿不合适的鞋。幼儿园楼梯或其他台阶高度遵照规定,同时考虑幼儿身高特点设置相关防护措施。

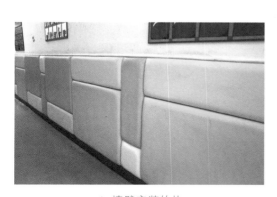

▲ 墙壁安装软垫

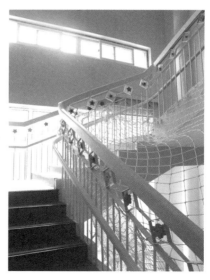

▲ 楼梯护栏外装防护网

5. 跌伤

常见的症状是跌伤后皮肤未破,但伤口肿痛。

(1)处理方法:教师应告诉幼儿不要用手揉患处,可用干净的毛巾浸透冷水,用毛巾包裹冰块后,将毛巾敷在幼儿患处。冷敷后再用湿热的毛巾敷于患处,以促进患处血液循环。热敷中,根据幼儿的伤势变化及疼痛反应,教师可轻轻按摩幼儿患处,以辅助消肿。

(2)预防措施:幼儿园常见的跌伤,多数是由幼儿奔跑、跳跃等引起,为避免此类情况发生,要做到:活动前检查幼儿衣着,避免存在安全隐患;对幼儿进行提醒和教育,活动时不能大力奔跑，无人照料时不能从高处往下跳；活动时，保教人员要时刻关注全体幼儿，尤其是幼儿的安全状况。

（三）特殊意外伤害

1. 烫伤

幼儿园常见的有开水烫伤和热食烫伤。

（1）处理方式：脱离烫源，立即用冷水浸冲局部降温，随即脱掉被热源浸透的衣服，保持伤口清洁。轻度烫伤的，用蓝油烃软膏涂局部；如果烫伤面积大且严重的，用干净纱布覆盖伤面，以防污染，送医院处理，同时注意不任意在伤口上涂抹药物。

通知家长说明原委，同时告知幼儿目前情况及园所处理情形。

（2）烫伤的预防：饮用水温热灌入保温桶内，保持水温在35℃～40℃即可；菜汤、稀饭、豆浆、牛奶应提前烧开晾一会，再分发给各班。

开饭时应事先把碗分发到桌子中间，然后分别将饭盛到碗内容量三分之二处，感觉温度可以，再请幼儿轻轻端在自己面前就餐。

小试身手

1. 右图所示为下午点心小馄饨，你觉得应该注意哪些问题？

2. 一名幼儿不小心打翻盛汤的热桶，热汤倒在了他的手上，作为保教人员，你会采取什么措施？

假如烫出了大块水泡，该怎么办？

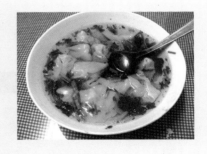

2. 触电

（1）处理方法：立即脱离电源；救护者应注意切记不可用手去拉触电者，要保护好自己；脱离电源后，立即检查患儿呼吸心跳，如有微弱的呼吸及心跳，或停止呼吸和心跳马上进行心肺复苏。

（2）预防措施：检查电源、电线，以免漏电。教导幼儿勿玩电源、电线、插座、电器用品。在电源、插座上贴上危险标志。插座的位置设计在幼儿碰不到的地方。

3. 蜇伤

因气候、绿化等原因，园内不可避免地存在各种昆虫，而幼儿处于活泼好动的年纪，可能因追逐等原因引起蜜蜂等昆虫的蜇伤。

（1）处理方法：若被蚊虫咬伤，可用清洁的水把伤处清洁干净，并涂上药膏止痒。若在户外场所被蜜蜂蜇伤，可用1‰～3‰的氯水沾在湿布上，再敷于伤口。蜜蜂蜇伤可用弱碱性溶液(如3‰氨水、肥皂水)外敷,以中和酸性中毒;黄蜂蜇伤可用弱酸性溶液(如醋)中和,用小针挑拔或纱布擦拭,取出蜂刺。

局部症状较重者,宜速到医院就诊。

(2)预防措施:平日做好环境清洁,定期做好消毒工作。户外活动时要特别注意周围环境是否有毒蜂或蚊虫。如发现有蜜蜂等昆虫在身体周围飞舞,告诫幼儿不要乱动,避免蜜蜂等受到刺激后攻击幼儿。

(四) 骨折或关节脱位

幼儿奔跑或跳跃时,可能会不慎跌倒,外力作用超过骨骼能承受的程度,就会发生骨折。如果骨骼从正常关节部位滑出,称为关节脱位。

(1)处理方法:对于处于现场的教师或保育员,很难判断幼儿是骨折还是关节脱位,只有到医院检查才能得出结果。我们可以做的是:将毛巾或毛毯等柔软物放在伤处周围,帮助孩子支撑骨折处,以达到最舒适体位(但由于专业性太强,不建议幼儿园教师或保育员进行固定,可请保健老师处理)。

如骨折处有开放性伤口,需要在手上部位近端或远端进行加压,控制出血后,需用清洁、面积较大的干净床单等物覆盖,尽可能保持伤口干净。尽快送孩子去医院。

幼儿骨折和关节脱位的处理专业性强,因此,第一时间应和保健老师联系,共同处理这一问题。

(2)预防措施:户外活动前,检查场地,清除场地上的树叶、树枝、石块、砖头等物品。定期检查大型运动器械,发现问题暂停使用,及时维修。幼儿活动时,教师和保育员不离岗、不走神,时刻关注幼儿的活动,发现幼儿有危险动作或可能出现损伤,及时劝阻,讲明道理。

(五) 异物

幼儿的眼咽鼻等器官,可能由于各种原因而发生异物入内的情况。如幼儿将玩具塞入耳、鼻中,幼儿误吞食玩具或物品,或者昆虫飞进耳、鼻、眼中。

1. 眼内异物

幼儿眼内异物最为多见的是小沙粒、小飞虫等。异物入眼后,可粘在睑结膜的表面,进入睑结膜囊内,也有的嵌在角膜上。对于不同的情况,应采用不同的方法。

(1)处理方法:提醒幼儿闭眼,切不可揉搓眼睛,以免损伤角膜。教师或保育员清洁双手后,方可为幼儿处理。

沙粒粘在眼结膜表面时,可用干净柔软的手绢或棉签,轻轻拭去;若嵌入眼睑结膜囊内,则需要翻开眼皮方能拭去。

若上述方法不能取出,应立即去医院就医。

(2)预防措施:避免风沙大的情况下带幼儿在户外活动。

幼儿玩沙子时不小心进入了眼睛,该怎么办?

下面的做法正确吗?

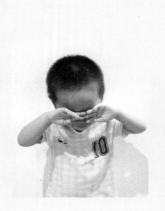
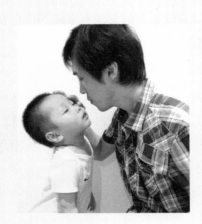

2. 气管异物

气管、支气管异物多见于 5 岁以下的幼儿。幼儿口含食物或小物件,哭闹、嬉笑时最易发生气管异物。幼儿气管有异物时,会出现呛咳、吸气性呼吸困难、憋气、面色青紫等现象,此时情况紧急,应立即加以处理。

(1) 处理方法:若发生在年龄较小的幼儿身上,可将其倒提起来,拍背;若发生在年龄较大的幼儿身上,可让其趴卧在成人腿上,头部向下倾斜,成人轻拍其后背,或成人站在患者身后,用两手紧抱幼儿腹部,迅速有力地向上勒挤;若仍不能取出,应立即送往医院处理。

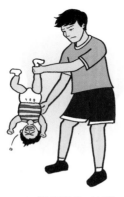
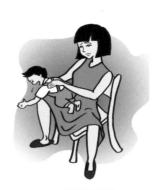
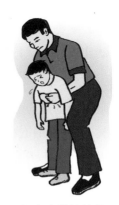

▲ 倒提幼儿,拍背　　　　▲ 趴卧拍背　　　　▲ 向上勒挤幼儿

(2) 预防措施:加强对幼儿的教育,帮助其养成良好习惯,不能将小物品放入口中。为幼儿购买的玩具稍大一些。

3. 外耳道异物

外耳道异物一般分为两种,一种是非生物异物,如幼儿玩耍时塞入的小石块、纽扣、豆类等;另一种是生物异物,如小昆虫等。

(1)处理方式:幼儿外耳道异物属非生物异物如水时,可用倾斜头、单腿跳跃的动作,将物品跳出;若无效,应上医院处理。

若外耳道异物为小昆虫,可用强光接近幼儿的外耳道,将小虫引出来;若不见效,应立即上医院。

(2)预防措施:帮助幼儿养成良好的生活习惯,不挖耳朵。将花生米、豆类、纽扣等小物品放在小儿摸不到的地方。教育小儿养成良好的习惯,不要将棉球、卫生纸等塞入耳内。

4. 咽部异物

咽部异物以鱼刺、骨头渣、瓜子壳、枣核等较为多见。

(1)处理方法:咽部异物最好用镊子取出,切不可采用大口吞饭的方法,否则会使异物越扎越深,出现危险;若无法取出,应立即上医院处理。

(2)预防措施:为幼儿提供合理膳食,2~3岁幼儿食物切丁去骨去刺;3~6岁幼儿食物可切大块,从去骨去刺过渡到带较大的骨或刺。教育幼儿勿将细小玩物或硬币放入口内,做好幼儿食物和玩具的管理工作。幼儿进餐时细嚼慢咽,不要嬉戏打闹,避免仓促进食或狼吞虎咽。

5. 鼻腔异物

幼儿出于好奇,常把豆子、小珠子、纽扣、橡皮等较小的物品塞入鼻中,这不仅会影响呼吸,还会引起鼻腔炎症,甚至引起气管异物。

(1)处理方法:让幼儿深吸一口气,用手堵住无异物的一侧鼻子,用力擤鼻,异物即可排除;若异物未取出,切不可擅自用镊子夹取圆形异物,否则会将异物捅向鼻子深处,甚至落入气管,危及生命,应马上去医院处理。

(2)预防措施:教育幼儿不要将食物放入鼻腔;幼儿园不购买体积太小的玩具,教导幼儿不可将玩具塞入耳、鼻、口中把玩。

常规训练中,教导幼儿最好不要将家中玩具带来园所。如在晨检中发现幼儿自带玩具,应做好玩具的检查和消毒工作,方可允许带入园所。

(六) 突发疾病

1. 高热惊厥

幼儿惊厥的原因很多,高热惊厥较为常见。惊厥大都发生在体温骤升达到38.5℃至39.5℃时,会出现意识丧失,全身对称性、强直性阵发痉挛,还可表现为双眼凝视、斜视、上翻。

(1)处理方法:保持呼吸道通畅,立即使患儿平卧,头偏向一侧,托起下颌,防止舌根后坠堵塞呼吸道。用拇指指甲按压人中穴。立即测量体温,如有高热,立即冷敷降温。

如果惊厥持续 15 分钟以上，应立即送医院或联系 120 急救。

（2）预防措施：入园前了解幼儿有无高热惊厥史。加强全日观察，一旦发热，做好物理降温或及时就医。

2. 癫痫

癫痫俗称"羊癫疯"、"羊角风"，是大脑神经元突发性异常放电，导致短暂的大脑功能障碍的一种慢性疾病。

（1）处理方法：孩子突发癫痫病应立即上前扶住患儿，尽量让其慢慢倒下，以免跌伤。趁患儿嘴唇未紧闭之前，迅速将手绢、纱布等卷成卷，垫在病人的上下齿之间，预防牙关紧闭时咬伤舌部。

对于已经倒地并且面部着地的患儿，应使之翻过身，以免呼吸道阻塞，此时若病患儿童已牙关紧闭，不要强行撬开，否则会造成病人牙齿松动脱落。

解开患儿的衣领和裤带，使其呼吸通畅。为防止其吐出的唾液或呕吐物吸入气管引起窒息，救助者应始终守护在患儿身旁，随时擦去病人的吐出物。

要保护患者勿摔伤、跌伤，一旦摔伤，情况严重者及时送医院抢救。

（2）预防措施：入园前了解幼儿有无癫痫史。加强全日观察，一旦发生，迅速护理，情况严重者及时送医。

探索四　幼儿园常用护理技术

吟吟平时是个顽皮、好动的孩子，对周围事物好奇心大、求知欲强。可是佳佳发现，今天吟吟却不怎么和其他小朋友玩，而且没精神。佳佳反映给陈老师，陈老师让她思考该如何处理。根据学习过的知识和实践经验，佳佳认为：吟吟可能生病了。那么，该怎么判断吟吟身体状况到底如何？又该如何护理呢？

一、体温、脉搏、呼吸、血压测量法

（一）体温测量法

人的温度称为体温。体温测量常以口腔、直肠（肛门）、腋下温度为标准。

人体直肠内温度最接近人体深部血液温度，正常为 36.5℃～37.5℃；口腔温度正常值为36℃～37℃；腋下温度正常值为 36℃～36.5℃。

幼儿因代谢率高，体温略高于成人。剧烈运动或情绪激动后，可使温度暂时轻度升高。

1. 测量准备

（1）物品准备：有盖盒的体温盘 4 只（2 只盛 1‰过氧乙酸，1 只盛冷开水，1 只盛 75％的酒精，下垫纱布）、棉球盒一个，污棉球盒一个，体温篮 2 个（消毒体温计盘一个，污体温计盘一个，下垫消毒纱布），体温记录本、铅笔及钟表。

（2）消毒准备：口表用清水洗净后，用棉纱布擦干，放入 1000mg/L 的消毒液中浸泡半小时，放入 75％的酒精中待用。

2. 具体操作

（1）测体温时，要先把体温计上的水银柱甩到 35℃以下，用棉花蘸酒精擦拭消毒后再用。

（2）具体测量时有如下三种方法：

腋表测量法：腋表适合各年龄段的孩子。测量前，先擦去腋窝的汗，把体温计有水银的一头放入腋部中央夹紧，扶住幼儿胳膊，以免移动造成测量不准。5～10 分钟后取出并读数。

口表测量法：口表适用于 5～6 岁幼儿。测量前 30 分钟幼儿不进食不喝开水。将口表的水银倾斜放于舌下，不用力或用牙咬，3～5 分钟后取出读数，期间要求幼儿不讲话。有口腔溃疡的幼儿不宜使用口表。

肛表测量法：肛表一般适用于 3 岁前婴幼儿。幼儿躺下露出臀部，将事先润滑的肛表轻轻插入肛门约 3～4 厘米处，放置约 2～3 分钟，取出擦干净读数。腹泻小儿不适用此方法。

（3）读数后做好记录工作。

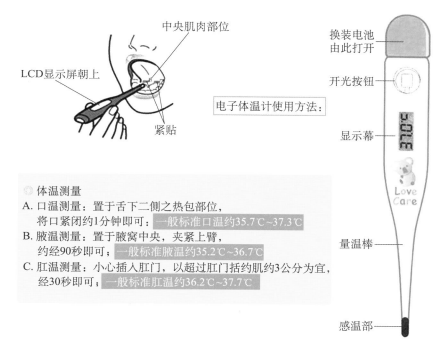

▲ 测量注意事项

你能正确读出这几个体温表的计数吗？

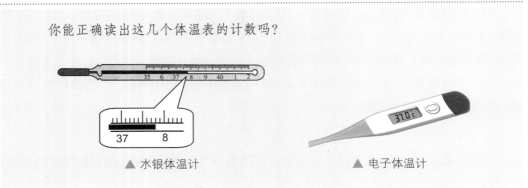

▲ 水银体温计　　　　　　　　　▲ 电子体温计

3. 测量后处理

体温与正常体温不符，应重测。必要时同时测肛温、口温，并进行比照。

若确认幼儿与正常体温不符，应联系家长。

宝宝高热
怎么办？

4. 注意事项

消毒药液要定期更换。浸泡体温计的容器应有盖，容器每周彻底清洁和消毒一次。

幼儿不慎将口表咬破或吞下大量水银时，立即口服大量蛋白水或牛奶，延缓水银的吸收，最后排出体外。如吞入水银过多，应立即送医院观察治疗。

（二）脉搏测量法

心脏的收缩和扩张，使血液全身循环。因此，将手指搭在表浅动脉上方的皮肤上就能感觉到与心脏收缩、舒张同步的搏动情况，这就是脉搏。

正常脉搏规则而有力，每分钟次数随着年龄增长而减少。

3～7 岁幼儿每分钟 80～110 次。测量脉搏应在小儿安静时进行。

1. 测量准备

（1）物品准备：表、笔、记录本。

（2）幼儿情绪准备：测量前幼儿保持安静，如哭闹，可等幼儿安静后进行。

2. 具体操作

（1）幼儿采取坐位或卧位，将食指、中指、无名指的指端按在幼儿动脉处，力度大小以摸到脉搏跳动为宜。

（2）测量时间为 1 分钟，记录幼儿的脉搏次数。

3. 测量后处理

如测量脉搏次数与幼儿实际年龄不符，需重测。确定脉搏异常，联系家长去医院就医。

（三）呼吸测量法

机体与外环境之间的气体交换就是呼吸。正常时的呼吸规律均匀，3～7 岁幼儿每分钟呼吸 25 次。

呼吸变化受情绪、运动及身体状况影响，呼吸测量应在幼儿安静状态下进行。

1. 测量准备

（1）物品准备：笔、记录本、表。

（2）幼儿情绪准备：测量前幼儿如哭闹，等待幼儿呼吸平静后进行。

2. 具体操作

测量呼吸最好与测量脉搏同时进行。

幼儿采取平卧位，测量者将手放在幼儿胸部或腹部，观察其呼吸情况，一起一伏为一次，测量时间为 1 分钟。

测量后正确计数。

3. 测量后处理

幼儿呼吸频率和年龄不相符，及时报告保健老师，并与家长取得联系，及时就医。

（四）血压测量法

血压指血管内的血液对于单位面积血管壁的侧压力，即压强。由于血管分动脉、毛细血管和静脉，所以，也就有动脉血压、毛细血管压和静脉血压。通常所说的血压是动脉血压。

幼儿血压无固定参考值，需要计算。收缩压 = 年龄×2 + 80 毫米汞柱；舒张压一般为收缩压的 2/3。

1. 测量准备

（1）物品准备：汞柱血压计，听诊器。测量前检查血压计有无破损。

（2）幼儿情绪准备：让幼儿在测量前休息，避免情绪紧张。

2. 具体操作

测量时采取坐位或侧卧位。幼儿卷袖露臂，肘部伸直，手掌向上。将血压计与上臂、心脏放在同一水平位置。

开启水银槽开关，驱尽袋内空气，平整地置于上臂中部，下缘距肘关节 2～3 厘米。戴好听筒，听诊器头贴紧肱动脉，关气门。

用橡皮球向袋内缓缓打气，待肱动脉音消失，再打高 20～30 毫米汞柱加压停止，缓慢放出袋中气，使血压计的指针缓缓下降。

在下降过程中，听到的第一声波动，表针所指的数字为收缩压；当声音增强后突然变弱并渐渐消失，表针所指的数字为舒张压。

测量血压一般应重复 2～3 次。

最后记录。

3. 测量后处理

发现血压听不清或异常应重测。数据异常应立即就医。

二、 物理降温法

之前佳佳的猜测没错，吟吟的确生病了。佳佳通过测量温度，发现吟吟的体温（肛温）为 38.3℃。同学们知道如何为吟吟降温吗？

物理降温法一般有冷敷法和酒精擦拭法两种。冷敷法一般适用于降温退热或收缩毛孔，减轻局部充血；酒精擦拭适用于高热、中暑降温。

（一） 冷敷法

1. 湿冷敷法

物品准备：小毛巾、冰水或冷水、盆。

冷敷位置：前额、腋窝、肘窝、腹股沟等。

方法：将小毛巾折叠成损伤部位大小，放在冰水或冷水中浸湿，拧成半干（以不滴水为宜），敷盖于患部。一般 3～5 分钟更换一次，持续 15～20 分钟。

2. 冰袋法

物品准备：冰块、盆、冷敷袋或冰袋。

冷敷位置：前额或体表大血管处，如颈部两侧、腋下、腹股沟等处。

方法：将冰块砸成小块，用冷水冲溶冰块棱角。冰袋中放入一半冰块，加少许冷水。将冰袋平放于桌上，一手提高冰袋口，另一手轻压袋身，以排出袋内空气，将盖拧紧、擦干，外用毛巾或布套包裹，放在患儿冷敷部位。

（二） 酒精擦拭法

物品准备：70％的酒精或白酒。

方法：将 70％的酒精或白酒加一倍水后擦拭腋下、肘部、颈部等处。

注意事项：物理降温时小儿发生寒战、面色发灰，应停止冷敷。

两位幼儿玩耍时，一位幼儿撞到墙上，头上肿起来，并起了包，这时候可以用冷敷法吗？

三、口服给药法

幼儿需要服用药物时，家长于当日来园时将药物放于保健老师或班级保教人员处，上面注明班级、幼儿姓名、服药量、服药时间等。保健老师或保教人员做好登记。

幼儿服药登记卡

患儿姓名		时间	
患病情况			
药物名称			
服药时间			
药物用量			
家长签名		喂药教师签名	

药品放在固定的位置。

给药前需核对"幼儿服药登记卡"，确认幼儿班级姓名、药名、剂量、方法、用药时间。如发现药瓶标签脱落或标签字迹不清，需要联系家长，再次确认。

观察药物是否受污染或变质。

准备好药品、药杯、小毛巾、纱布、药勺等。

给药前保教人员需洗手。

混悬剂摇匀后给药，正确使用量杯，掌握药量。喂完一个再喂另一个。

对于3～7岁的幼儿，应鼓励自己吃药。

四、鼻给药法

为幼儿滴鼻药水需要准备以下物品：滴鼻药水、棉签、棉球、纱布、毛巾等。

洗手后，将幼儿鼻涕揩净，或用消毒棉签揩净鼻腔分泌物。

小年龄幼儿仰卧位，大年龄幼儿坐位，头尽量后仰，鼻孔向上，避免药液滴到鼻腔外面。

保教人员用拇指推起幼儿鼻尖，另一只手持滴管，距鼻孔1～2厘米处，沿着鼻腔壁滴药液3～4滴，然后用手轻捏鼻翼，使药液均匀散布鼻腔。

滴药后幼儿保持原位3～5分钟。用棉球擦净流出来的药液。滴药后不要马上擤鼻涕。

滴药时，滴管避免接触鼻腔，以免污染药液及损伤鼻黏膜。

药物应保存在阴凉干燥处。

五、耳给药法

准备好药品、棉签、卫生棉球、双氧水等。

为幼儿点耳药前,应认真检查耳药的药名、浓度、有效日期、药液是否变质等。

点耳药时,让小儿侧着躺,病耳向上。向下、向后轻拉耳垂,使外耳道伸直。用干净的棉花签把外耳道内的脓液擦干净。滴入1～2滴药液。轻轻按揉耳屏使药液分布均匀。在外耳道口塞一块卫生棉球,防止药液流出弄脏衣服。

滴药后应保持原位片刻再起床。

药品温度要接近体温,以免引起眩晕。

用药后要对药品进行保存,防止污染。

六、 眼给药法

用药前准备好眼药膏、眼药水、纱布、小毛巾等。

仔细查对姓名、药名、用药时间和用药量。

（一） 滴眼药水

保教人员先洗干净手,再给孩子点眼药水。为一名幼儿滴好眼药水后,需再次洗手,为另一名幼儿滴。

滴眼药水时,幼儿取卧位,年龄稍大的幼儿取坐位,头后仰。

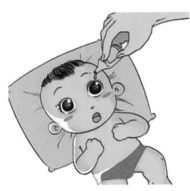
▲ 对年龄小的幼儿取卧位滴眼药水

具体操作:用左手食指、拇指轻轻分开孩子的上下眼皮,让他向上看,把药滴在下眼皮内,每次1～2滴。然后令幼儿闭眼,用消毒棉球擦干溢出的药水。

（二） 涂眼药膏

眼药膏宜在睡前涂抹。

正确方法为:挤出少许眼药膏,自双眼外侧涂入结膜囊内,合起上下眼睑用手轻揉数秒钟。

七、 对晕厥的护理

晕厥多见于学龄期儿童或青少年,发生突然,大多数表现为突然意识丧失、肌张力低下、深刺激有反应。一般血压轻度降低,心率略慢,但也有心率、血压正常者。

小儿在校发生突然晕厥,一定要立即护理,以免发生不测。处理方法为:

（1）让幼儿平卧,采取头低脚高姿势的卧位,以改变脑贫血的状况。

（2）松衣领、腰带,保持呼吸通畅,注意保暖和安静。

（3）用干净的纱布或手绢放在上、下牙齿间,防止咬破舌头。

（4）用手指压人中,促使孩子清醒。

（5）如发现情况严重,立刻送医院就医。

晕厥与休克、惊厥、昏迷、眩晕有哪些不同?

除了掌握以上简单的护理技术和给药方法外,保教人员应重视每日晨检和全日观察工作,这一部分内容我们在前面章节已有讲述,请注意学习。

探索五　幼儿园体弱儿的护理

幼儿园体检结束了,拿到社区卫生中心的体检结果后,保健老师就找出幼儿档案进行整理,并在班级名单上做出各类符号,保健老师及时将信息反馈给每个班级的保教人员。陈老师跟佳佳解释:每年体检后,我们都会重新整理班级体弱儿档案和名单,在平时的生活中我们要根据孩子的不同情况做出相应护理,比如说要为他们提供合理的饮食,做好生活的护理等。

佳佳想:原来幼儿园工作真的不简单,仅体弱儿的护理就包括很多内容,作为一名保教人员,我需要学习的东西还有很多呢!

体弱儿常见问题主要包括缺铁性贫血、佝偻病、营养不良、生长迟缓、先天性心脏病、反复呼吸道感染、哮喘、肥胖等。

幼儿体检后,保教人员可从相关医疗机构得到幼儿身体状况,并获得本班级体弱儿名单。班级保教人员根据幼儿状况进行特殊护理。

一、生活中的护理

(一)做好家园联系及交流

幼儿入园前做好家访工作,了解幼儿健康状况,生活及行为习惯,有无家族疾病史。如幼儿存在特殊情况,了解幼儿发病原因、症状、曾经治疗情况、相关医疗机构建议等,做好特殊幼儿注意事项记录表,作为其后护理的依据。

收集幼儿健康卡,了解班级每位幼儿的状况。

幼儿健康状况调查表

幼儿姓名：	班级：
有无先天性疾病：	
有无不可食用的食品或食物：	
对药物有无过敏史：	
家长签名：	
备注：如有以上情况，请家长如实填写。	

做好体弱儿健康档案表，并跟踪记录。

体弱儿观察记录表

幼儿园名称		班级	
幼儿姓名		特殊体质情况	
注意事项		定点医院	
第　周	幼儿情况		
	采取措施		

（二）做好在园护理工作

关注天气变化，及时为幼儿增减衣物，对反复呼吸道感染和哮喘的幼儿尤其做好头颈部和腹部保暖工作。

适当增加幼儿睡眠时间。可以让体弱儿第一个睡下，最后一个起床，睡眠时帮助幼儿盖好被子，防止幼儿着凉。

如有特殊需要，保教人员做好全日观察记录或特殊个案观察记录表。

二、户外活动中的护理

（一）保证户外活动时间

适当的户外活动可以提高幼儿体质，增强免疫力，增进食欲，对体弱儿而言十分必要。因此，除雨雪天气外，每日户外活动时间不应少于两小时。

（二）户外活动的护理

活动前根据幼儿体质及时增减衣物并为幼儿准备好小毛巾。

活动过程中注意观察幼儿面色、出汗量、精神状况，帮幼儿擦汗，背部垫上小毛巾，提醒幼儿及时休息。

活动后提醒幼儿拿掉背部小毛巾，穿上活动前脱掉的外套。带领幼儿散步，适当休息。幼儿出汗较多时提醒幼儿及时喝水。

（三）根据幼儿状况采取适当的运动形式

（1）反复呼吸道感染、哮喘幼儿不宜参加剧烈活动，应掌握运动量，不应对着风奔跑，多呼吸户外新鲜空气。

（2）患有先天性心脏病的幼儿，应多参加轻松愉快的活动，户外活动量要相应小些，运动时提醒幼儿及时休息。

（3）超重儿和肥胖儿应将运动作为减肥的方式之一，选择有趣味性、幼儿能坚持的运动。运动量不宜过大，以运动后微汗、休息十分钟后心率恢复正常为宜。

三、饮食中的护理

（一）制定特殊幼儿食谱

保健人员应根据本园幼儿状况制定普通食谱和特殊幼儿食谱。保教人员根据本班特殊幼儿名单进行食物分配，做到少盛多添，保证幼儿吃完自己的一份饭菜。

和家长交流，了解幼儿特殊饮食要求，尤其是过敏幼儿的饮食注意事项。

（二）培养幼儿良好的进餐习惯

进餐前安静活动，不追逐打闹。进餐时细嚼慢咽，不大声说笑，不吵闹，不挑食，不偏食，认真吃完自己的饭菜。进餐前洗手，进餐后漱口擦脸，养成良好的卫生习惯。

（三）面对不同幼儿的饮食护理

（1）营养不良幼儿应保证其足够的热能和蛋白质摄入，选择易吸收消化、高热能、高蛋白质的食物。蛋白质不足的应增加动物性的食物及豆制品。

（2）贫血幼儿应选择优质蛋白、含铁丰富和吸收率高的食物，如肉类、鱼类、家禽等动物性食品。多食含维生素 C 的水果蔬菜。少食含粗纤维的食物，如芹菜、笋等，以免抑制铁的吸收。

（3）先天性心脏病、反复呼吸道感染、哮喘的幼儿应多食含维生素 A 和钙质丰富的食物，以增强抵抗力。

（4）幼儿单纯性肥胖以控制高热量、高脂肪、高糖的食物为原则。保健人员为肥胖儿制定食谱时，应更多地提供蔬菜和水果。保育人员盛饭时应先少盛，提醒幼儿细嚼慢咽，先吃蔬菜再吃荤菜。

四、保教人员应学会写观察记录表

幼儿园一般会建立特殊幼儿健康管理制度，保教人员应该学会记录和填写相关的个案观察记录表。

综合任务

1. 每当幼儿离园时，班级里面总是人山人海。今天是豆豆的爸爸来接他，他们打好招呼后离开。倩倩奶奶来接的时候，发现自己的孙女不在教室。班级保教人员也没有看到她离开。经过上报后，整个幼儿园处于紧张状态。全园教职工全部留下帮助寻找。直到一小时后，班级老师通过联系其他幼儿家长才知道，倩倩和豆豆私下商量好一起玩，两人同时被豆豆的爸爸接走了。这件事给我们什么启示？

2. 一天下午，到了离园时间，家长纷纷到班上接孩子，父母还没有到的孩子就在活动室里玩玩具。东东和明明两名幼儿因争抢一支玩具手枪扭打起来，正在与其他家长沟通的带班老师闻声立即走上前去阻止他们，并没收了玩具手枪，教育他们不能打架。待两名幼儿各自玩其他玩具后，带班老师继续接待来园的家长。此时东东心有不忿，突然跑到明明身后，用力将其推倒，造成明明额头摔破，缝了四针。

(1) 请思考，教师在这一过程中存在什么问题？

(2) 如何将离园活动中幼儿的安全问题减少到最小？

3. 幼儿园利用幼儿户外运动的时间，组织肥胖儿进行有氧锻炼。墩墩的妈妈有一天找到班级老师，说："墩墩说想玩其他小朋友玩的东西，不想跟着阿姨跑步了，你们老师能不能安排下？"

作为班级保教人员，你如何处理这一状况？

模块九 幼儿园传染病及常见疾病的预防与护理

学习目标

通过本模块的学习,了解各种常见疾病和传染病的发病原因和特征。同时,结合当前的学习和资料阅读,能对幼儿园常见疾病和传染病进行预防和简单护理。

学习背景

幼儿园是人群密集场所,幼儿是传染病易感人群,稍有疏忽容易引起各种传染病的发生和流行,做好幼儿园传染病的预防和管理,控制传染病在幼儿园爆发和流行是幼儿健康发展的保障和关键。

探索一 传染病基本知识

春天来了,佳佳发现幼儿园工作人员更加忙碌,每天除了做好晨检,督促幼儿洗手外,全日观察记录也写得非常详细。保教人员还趁着天气好的时候,将幼儿被褥拿出去晒太阳。每周五下午用紫外线灯消毒。每个月都要求家长把被褥带回家洗晒。教研活动和保研活动的时候,校领导及保健老师分别做了有关预防传染病的讲话和培训。陈老师告诉佳佳:"春季是传染病高发的季节,幼儿园必须做好清洁消毒工作,以保证幼儿的健康。同时,还要做好家园联系工作,提醒家长配合做好传染病预防工作。"

一、认识传染病

我们生活的自然环境中有许多的致病微生物,那些能侵入机体引起疾病的微生物叫病原体。病原体感染后能在人与人、人与动物或者动物与动物之间互相传染,这就是传染病。传染病原携带者称为传染源。传染病传播途径有很多,如空气、飞沫、饮食、日常生活接触、母婴、虫媒、医源性等。幼儿抵抗力差,且生活在托幼园所集体中,传染病极易流行。因此,积极预防、发现和处理传染病是托幼机构的一项重要工作。

传染病并不可怕,但需要我们认真做到以下几点:控制传染源,树立"早发现、早报告、早隔离、早治疗"的思想;切断传播途径,执行严格的消毒制度;保护易感者,合理锻炼,提高人群免疫力。

二、 预防传染病常规工作

（一） 开窗通风

传染病高发季节,温暖的天气,实行全日开窗方式换气。寒冷的天气,利用早晨、中午、下午等时间进行开窗换气,每天不少于三次,每次不少于 30 分钟,保持室内空气新鲜。启用空调时应做到定时通风,且室内外温度相差不宜过大。

卫生·保健加油站

　　阳光和新鲜空气是维护健康不可缺少的。阳光中的紫外线,能杀死多种致病微生物。阳光照射可以保持室内干燥,减少细菌、霉菌繁殖的机会。勤开窗通风,保持屋里空气流通,可以避免呼吸污浊有毒的空气,预防传染病尤其是呼吸道传染病的发生,维护健康。

（二） 预防性消毒

未发现明显的传染源时,我们应为预防传染病而实施消毒。需要消毒的物品有:玩具、餐桌、餐具、毛巾、水杯、教室及盥洗室等。每天进行 1～2 次消毒,并填好消毒记录表。

小试身手

　　下面的表格你能独立完成吗?

××幼儿园预防性消毒记录表

日期	消毒场所	消毒物品	消毒方法	消毒剂名称及浓度	消毒时间	消毒人员	检验人

各种物品的消毒可以借鉴以下方法:

毛巾:洗净后放热力消毒柜消毒,消毒后晾晒。

水杯:清洗干净后放消毒柜消毒,在消毒柜内消毒时水杯口朝下,做到水杯里外无污渍、奶渍,水杯沿无锈渍。

玩具、图书:每周五幼儿离园后,保教人员对玩具进行消毒。木质玩具用清水擦净后,再用消毒液擦拭,最后用清水清洗干净;塑料玩具用消毒液浸泡30分钟后清水洗净,晾干。图书暴晒,如无阳光,用紫外线灯照射消毒。

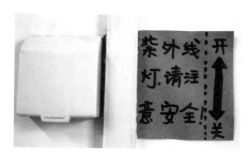

▲ 紫外线灯开关有明显提示

被褥、床单、枕头:每月底最后一个周五请家长带回家清洗。每周由幼儿园集中进行紫外线消毒。

教室:每周紫外线消毒一次,每次半小时。紫外线灯开关的位置应放在幼儿碰不到的地方。并有明显提示。

 卫生·保健加油站

你知道紫外线消毒灯怎么使用吗?

紫外线消毒灯的照射可以杀死冠状病毒、真菌等,但对人体有害,使用紫外线消毒灯时,要做到如下内容:门窗关好,室内没有教师、幼儿及其他人员。紫外线消毒灯完好。每天使用消毒灯后,做好记录(记录消毒人、消毒时间)。使用紫外线消毒后,每天上班前先通风换气才能让幼儿进入教室。

（三）做好晨检和全日观察记录

晨间检查是发现幼儿异常状况的良好时机。早发现,早隔离,会大大减少其他人员被传染的概率。晨检中存在异常情况,但依然留园观察的幼儿,我们需要做好全日观察。全日观察中发现有问题的幼儿要及时联系家长或送医。保教人员应做好交接工作并做好记录,对于情况异常的幼儿应重点关注。

小试身手

试一试,你能正确读懂并填写下面两张表格吗?

××幼儿园××班晨检情况记录表						
日期:					记录人:	
姓名	性别	主要症状	处理结果		家长联系方式	信息反馈
			留园观察	停课治疗		

××幼儿园××班全日观察记录表								
日期：					记录人：			
姓名	时间	晨检情况			全日观察情况		用药	备注
		医务室反馈	家长代述	情况处理	观察重点	情况处理		

（四）帮助幼儿养成良好的卫生习惯

幼儿的公共卫生习惯和个人卫生习惯养成都非常重要。包括：饭前便后洗手，外出运动后洗手，手脏的时候洗手；勤剪指甲；不吮吸手指，不用手揉眼睛；擦手用消毒毛巾；饭后漱口擦脸；喝水时用自己的专用水杯。

 卫生·保健加油站

看一看下面的洗手步骤图，你学会了吗？

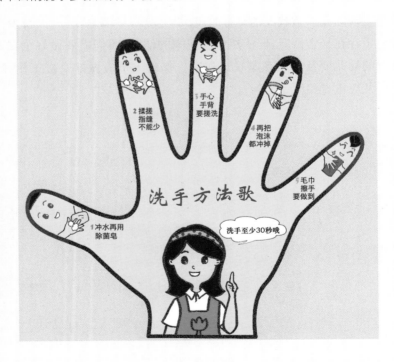

保教人员在洗手过程中,教给幼儿些有趣的儿歌,可以提高幼儿的积极性。

如:

一二三四五六七,我们来做洗手操。挽挽袖子湿湿手,打打肥皂搓泡泡,搓手心来搓手背,十指交叉搓手指,手腕指甲莫忘记。用手冲净甩甩手,双手干净无细菌,预防疾病数第一。

对于小年龄的孩子,我们可以念念这样的儿歌:

两只小小手,快来洗个澡,手心手背搓一搓,别忘用手冲一冲,洗完手再甩一甩,一二三,三二一,小手对我咪咪笑。

(五) 定期健康检查,保持家园联系

健康检查包括如下方面:幼儿入园前必须进行健康体检,拿到健康体检表才可入园,传染病及接触者暂不接收;工作人员需参加健康检查,证明健康合格者可参加工作;入园后,儿童和工作人员要定期进行健康检查。

幼儿当天不来园,要及时和家长联系并询问原因。如因患传染病请假,要及时上报;如果孩子在家接触传染病人,家长应及时通知幼儿园。

探索二　小儿常见传染病的辨别与应对

今天早上,雯雯没有来幼儿园。陈老师打电话询问家长,原来雯雯昨天离园后开始不舒服,发热,口腔黏膜出现疱疹,之后手、足和臀部也出现了疱疹,家长立刻送往医院。经医生观察判断,雯雯得了手足口病。陈老师立刻停止幼儿游戏,并上报幼儿园。幼儿园开始了一系列消毒工作。佳佳也立刻进入了紧张的状态。

幼儿的免疫功能发育不完善,故传染病发生的病种也不同于成人,水痘、流行性腮腺炎、手足口病、麻疹、急性结膜炎等主要见于幼儿。

一、小儿常见传染疾病的预防管理

(一) 流行性腮腺炎

又称痄腮,是由流行性腮腺炎病毒感染引起的急性呼吸道传染病。

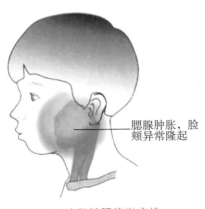

▲ 流行性腮腺炎症状

腮腺肿胀，脸颊异常隆起

1. 特点

主要通过唾液飞沫吸入传播，幼儿多见。冬春季节为流行高峰，夏季较少，一年四季可散发。集体儿童机构容易爆发流行。一次感染，终身免疫。

2. 症状

起病大多较急，有发热、畏寒、头痛、咽痛、食欲不佳等症状，严重者还会恶心、呕吐、全身疼痛等。数小时至 1～2 天后，腮腺显著肿大，腮腺肿胀多见于两侧，肿大的腮腺以耳垂为中心，向四周蔓延，肿胀部位疼痛，表面灼热。

3. 辨别

仔细观察左边图片，正确认识流行性腮腺炎。

（二）水痘

水痘是由水痘带状疱疹病毒引起的小儿最常见急性传染病。

1. 特点

冬春两季多发，传染力强，接触或飞沫均可传染。易感儿发病率可达 95％以上，幼儿多见。患水痘后可产生持久免疫力。

2. 症状

病初有 1～2 天低热，然后出皮疹，一天左右变成大小不等的水疱，1～3 天后迅速结痂。病人皮肤上可同时出现丘疹、大小不等的水疱、结痂等多种形态的皮疹，出皮疹期间瘙痒感严重。

3. 辨别

仔细观察下面图片，正确分辨水痘。

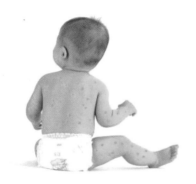

▲ 出水痘的部位可蔓延全身

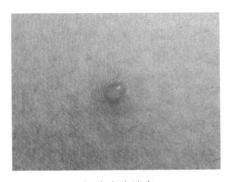

▲ 小水疱清亮

卫生·保健加油站

水痘的危害

水痘属病毒性传染病,和带状疱疹属同一种病毒感染。有些人,甚至一些医生因为儿童患水痘愈后良好,所以常常轻视了水痘的危害。其实,儿童患水痘后有可能继发水痘脑炎、原发性水痘肺炎等严重的并发症。另外,葡萄球菌、链球菌还可经皮疹感染,引起疖、痈、脓皮症,丹毒或蜂窝织炎等,甚至引起败血症、肺炎、化脓性关节炎或骨髓炎。有些小儿患水痘后,病毒可长期潜伏在颅脊神经节中,不能被血清中抗体清除。成年后,或者当机体免疫状态发生变化时,病毒再度活跃,而引起带状疱疹。

(三) 手足口病

手足口病是由柯萨奇病毒感染引起的疱疹性传染病。

1. 特点

春夏之交是高发季节,多见于 4 岁以下儿童。患儿的水疱液、咽分泌物及粪便中均可带有病毒。

2. 症状

最先出现轻微症状如发热、咳嗽、咽痛及全身不适。指(趾)的背面、侧缘、手掌等部位,尤其是指(趾)甲周围,有时在臀部、躯干和四肢发生红色斑丘疹,很快发展为水疱。口腔内在舌、硬腭、颊黏膜、齿龈上发生水疱,破溃后形成潜在的糜烂,因疼痛而影响进食。

3. 辨别

仔细观察下面图片,正确辨别手足口病。

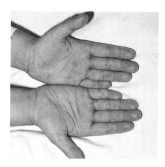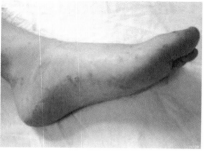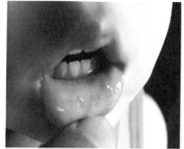

▲ 手足口病症状

卫生·保健加油站

预防手足口病歌谣

常通风晒被褥,勤洗手讲卫生,人多不去凑热闹;手足口有泡泡,奇痒难受又发烧,早发现早治疗,治好病再回校;得了病隔离治,咳嗽时捂着嘴,分泌物处理好,传给别人不得了;瓜果菜洗干净,烧开水温凉喝,生冷食物不能多,晒太阳增体质,健健康康好生活!

（四）麻疹

麻疹是由麻疹病毒引起的急性传染病。传染性极强,主要通过口、鼻、眼部分泌物传播或通过空气飞沫传播。多见于儿童。

1. 特点

晚春最多,夏秋少见,冬季渐多。集体儿童机构,由于幼儿相互接触频繁,麻疹较易发生。病后可获得终身免疫,麻疹疫苗是我国计划免疫项目之一,凡接种过疫苗的个体患此病的可能性很小。

2. 症状

病初 3～4 天可有发热、咳嗽、流鼻涕、流眼泪、畏光等,伴有不同程度的全身不适。发热常日低夜高,逐日升高,可达 39℃～40℃。婴幼儿可发生高热惊厥。症状继续发展,从耳后出现淡红色斑丘疹,渐及头部前额、脸面、颈部,自上而下扩展至胸、腹、背,最后达四肢,直至手心脚底,波及全身。皮疹以斑丘疹为主,开始时颜色鲜红,压之褪色,大小不等。高峰时皮疹数目增多,聚集融合成片,色泽转暗。偶见小疱疹或细小出血性皮疹。

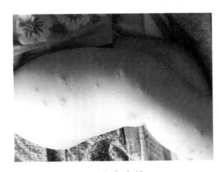

▲ 麻疹症状

3. 辨别

根据麻疹症状,学习正确辨认麻疹。大多数病人在发热后 2～3 天,在口腔两侧的颊黏膜上有灰白色的小点,针头大小,外周有红晕。这种麻疹黏膜斑是早期诊断麻疹的重要依据。

（五）猩红热

猩红热为 B 型溶血性链球菌感染引起的急性呼吸道传染病。

1. 特点

主要通过空气飞沫传播,多见于 2～8 岁儿童,春冬两季多发。

2. 症状

起病急,一般发热至 38℃～39℃,咽痛明显,咽部黏膜充血发红,发热后 24 小时出现皮疹,一日内遍布全身,弥漫猩红色密集点疹,疹间无正常皮肤。皮肤瘙痒,两颊发红,但口唇周围明显苍白,称为"口周苍白圈"。病后 2～3 天,舌乳头肿大突出,很像杨梅,故叫"杨梅舌"。

3. 辨别

根据症状,学习正确辨认猩红热。

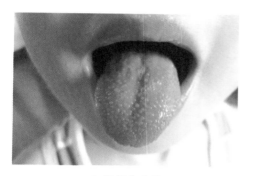

▲ 猩红热症状

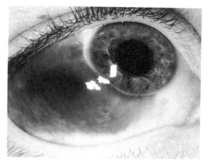

▲ 急性结膜炎症状

（六）急性结膜炎

俗称红眼病,是由病毒或细菌引起的急性传染性眼部疾病。

1. 特点

春夏季多见,可通过日常生活接触传播,各年龄段均可发病。幼儿园等集体单位极易爆发流行。

2. 症状

患病早期,双眼发烫、灼烧、畏光、眼红,紧接着眼皮红肿、怕光、流泪,早上醒来时上下眼睑常被分泌物黏住,不易睁开。结膜炎的发病部位是眼球表面及上下眼睑,表现为白眼珠发红。

3. 辨别

根据急性结膜炎症状,判断急性结膜炎。

（七）细菌性痢疾

细菌性痢疾是由痢疾杆菌引起的常见急性肠道传染病。主要通过手、食物、水、苍蝇传播。6 岁以下儿童较为多见,感染后有一定免疫力。

此病发病急,高热、腹痛、腹泻。一日可腹泻多次,有明显的里急后重症状(有总排不净大便的感觉)。大便内有黏液及脓血。

（八）流行性乙型脑炎

流行性乙型脑炎是由乙脑病毒引起的急性中枢神经系统传染病,简称乙脑。经蚊媒传

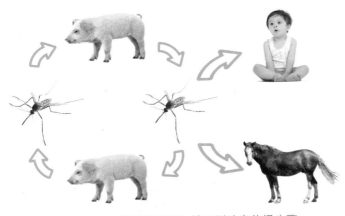

▲ 一张图读懂流行性乙型脑炎传播步骤

播,流行于夏秋季,人对乙脑普遍易感,感染后可获得持久的免疫力。本病主要侵犯儿童,特别是学龄儿童。乙脑不仅病死率高,而且后遗症严重,约 30％ 的患者病后残留不同程度的后遗症。

乙脑的潜伏期一般为 10～14 天。起病急,发热,体温可达 39℃～40℃,伴头痛、呕吐、嗜睡等症状。其后伴有高热、意识障碍、惊厥或抽搐,呼吸衰竭等。

（九）流行性脑脊髓膜炎

流行性脑脊髓膜炎是由脑膜炎球菌引起的化脓性脑膜炎,简称流脑。多流行于冬末初春。病原菌存在患者及带菌者的鼻咽分泌物中,咳嗽、打喷嚏或说话时借飞沫由空气传播。儿童发病率较高。

流脑的潜伏期一般为 2～3 天,但最短 1 天,最长 7 天。

患病初期表现为上呼吸道感染症状,起病后迅速高热、寒战、体温上升,幼儿呈现出烦躁、拒食、皮肤过敏或惊厥等现象。部分会出现皮肤黏膜瘀点。其后会出现头痛、呕吐、嗜睡、昏迷等症状。2～5 天后进入恢复期。

总之,流脑的早期症状类似感冒,但病情可以在短时间内恶化,抢救流脑需分秒必争。若于冬、春季,发现有类似感冒症状的患儿,伴有剧烈头痛、频繁呕吐、精神很差、皮肤有出血点等症状,要迅速送医院诊治。

 卫生·保健加油站

流脑前期虽然呈现感冒症状,但有明显不同,应及时区分并对症治疗。

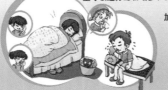

怎样区别流脑与感冒

感冒是由感冒病毒引起的呼吸道常见病,冬、春二季发病率也很高。发热、胃寒、头痛、咽痛、流涕和咳嗽是感冒的主要症状。而流脑的初期症状,主要表现是发热、头痛、咽痛、上呼吸道分泌物增多、流涕、咳嗽等等,很像感冒,因此,往往不被人所重视,但随着病情加重,其表现逐渐演化为突然高热,剧烈头痛,喷射性呕吐,颈项强直,皮肤有出血点或瘀斑,昏迷,抽搐等,此时如果不及时治疗,可能会危及生命。

二、传染病应对措施

传染病发生后，不要慌张，作为幼儿园保教人员，我们应该认真做好下述各项工作。

（一）隔离患病儿，及时上报，联系家长，后期追踪

本班级发生传染病后，第一时间需要做的是隔离患病儿，并将患病儿童情况及时上报幼儿园。

班级中发生两例传染病，将该班级隔离。班级幼儿通过特殊通道入园，如幼儿园无特殊通道，传染病班级幼儿和其他班级幼儿错开来园时间。班级幼儿由本班保教人员晨检。检查结果及时上报。一周内，如幼儿园发生 10 例传染病，则全园停课。

幼儿园应为传染病儿创设专门的隔离室，里面应有完备的设施。如桌子、椅子、床、盥洗室、适量的玩具等。

患病儿隔离后，应立刻联系家长。在家长来接幼儿之前，我们应该做好幼儿的护理工作。患儿应休息，保持室内空气流通，适当补充水分。护理人员应戴口罩，勤洗手（用肥皂等）、注意皮肤卫生，防止皮肤感染。

患儿回家治疗后，教师和保育员需跟踪联系，并完善相应记录表。

××病及传染病防控跟踪联系记录表

幼儿姓名	性别	联系时间	联系方式	幼儿在家情况记录	联系人	备注

 卫生·保健加油站

《托儿所、幼儿园卫生保健制度》规定，应做好经常性疾病预防工作，要求麻疹、脊髓灰质炎的接种率在 95% 以上，百白破、卡介苗接种率在 90% 以上，预防接种卡率达 100%。为防止传染病交叉感染，按规定，严格对与传染病患者接触过的幼儿进行检疫、隔离、观察，检疫期间不办理入托和转托手续。园所儿童不混班，不串班，检疫期满后无症状者方可解除隔离。

（二）通风换气，彻底消毒

幼儿园发生传染病后，教室、活动室、午睡室开窗通风，被褥暴晒或紫外线消毒。幼儿常洗手，教师和保育员保持良好的个人卫生习惯。

加强消毒工作，并做好记录。消毒期间，工作人员应戴手套，消毒结束后立即洗手。

（三）加强班级管理

合理安排幼儿一日生活，提供平衡膳食，加强户外锻炼，提高幼儿对疾病的抵抗力。

班级发生传染病后，幼儿需要保证每天的锻炼时间，以增强自身的抵抗力。

有些传染病如手足口病发生后，该班全体幼儿需要检疫。在此期间，全班幼儿不串班，幼儿在户外运动及游戏时，需要和其他班级错开时间。运动结束后，保育员及时对运动器械彻底消毒。

（四）加强班级晨检及全日观察

传染性疾病发生后，本班保育员要加强晨检和全日观察，做好相关记录。

卫生·保健加油站

幼儿常见病恢复情况及是否可以返回幼儿园的标准判断

疱疹性咽颊炎	等待退烧，恢复食欲和健康后可回幼儿园
手足口病	等待退烧，恢复食欲，呕吐、头痛等症状消失后回幼儿园
脓包病、脓痂疹	水疱干燥、结痂，并用棉纱布包扎好伤口后回幼儿园
突发性发疹	烧退和恢复健康后回幼儿园
痱子	可以去幼儿园，但炎症较严重时，建议去医院或皮肤科就诊

探索三　小儿常见疾病及护理

上周儿童医院的医生为幼儿园幼儿进行健康检查。今天午餐时间，佳佳帮助保育员分发饭菜。她发现今天的菜和以往有些不同。除了一荤一素外，又增加了一份蔬菜，但蔬菜数量较少。佳佳想：这么点蔬菜是给谁吃的？

陈老师回答了她的疑惑：在健康检查后，医生根据相关数据确定班级的特殊幼儿名单，幼儿园保健老师要根据幼儿名单制定特殊食谱。

小儿疾病的种类与成人有很大不同，但有些成年人的疾病可以追溯到儿童时期，如幼儿期肥胖，可成为成年人高血压、动脉硬化性心脏病的发展基础。因此加强幼儿期的疾病预防，不仅可以增强幼儿体质，而且可以及时发现和治疗潜在疾病，从而保证成年期的健康。了解婴幼儿常见病的症状和护理，可以有效减少疾病对婴幼儿的危害。了解婴幼儿常见疾病的原因、表现以及预防和护理的相关知识,是我们保教人员必备的素质。

在家访过程中,以及幼儿园每年安排的健康体检中,我们都会发现存在着特殊儿童,他们或者存在着长期的慢性疾病,或和同龄人相比,某些数值不在标准数值内。对于这些幼儿,我们要作为特殊幼儿重点关注。

一、儿童肥胖症

儿童肥胖症一般指体重超过同性别、同年龄健康儿或同身高健康儿平均体重的 2 个标准差;或超过同年龄、同性别平均体重的 20%。

(一) 病因

1. 多食

进食高热量、高脂肪食物过多,摄入的热量超过消耗,剩余的热量转化为脂肪储存体内。

2. 缺乏运动

肥胖儿都超重,不愿意参加体育活动,体力活动过少,热能消耗少于正常儿童,相对剩余热能增多而积累成脂肪。

3. 内分泌异常

因内分泌异常所导致的肥胖常伴有生殖器官发育迟缓,体脂分布异常等特殊表现。

4. 药物因素

长期大量服用激素类药物,也可引起特殊类型肥胖,如满月脸,水牛背等,不可逆转。

5. 遗传因素

肥胖小儿的父母,往往也显示肥胖症状。父母都超过正常体重,子代中有三分之二出现肥胖。

(二) 预防

定期体重检测,关注幼儿运动量。合理饮食,减少遗传因素影响。及时发现和治疗原发性疾病,合理用药。

(三) 护理

1. 饮食护理

肥胖小儿在幼儿园中,需要为其提供特殊配餐。在保持膳食营养平衡的基础上,适当增加蔬菜量,减少肉类食量。做到少盛多添,要求幼儿细嚼慢咽,并做到持之以恒。

2. 运动护理

为肥胖儿提供合适的运动及锻炼,运动中关注幼儿精神状况,避免出现重度疲劳情况,影响幼儿健康。及时帮助幼儿擦汗,穿脱衣服,避免着凉。

此外，还需要及时治疗各种疾病，并勿乱用激素类药物。

重点人群	原　因
出生体重≥4 kg的儿童	巨大儿肥胖的几率比一般儿童高5.7倍
父母肥胖的儿童	父母有可能把肥胖风险基因遗传给子女
血脂升高的儿童	肥胖将加剧糖尿病和高脂血症的患病可能，这类儿童尤其要保持正常体重
血糖异常的儿童	肥胖儿童容易产生胰岛素抵抗，导致血糖升高，并恶性循环，罹患糖尿病的风险增高
有不良生活习惯的儿童	吃饭快、睡觉前进食、偏食、爱吃零食、缺乏运动、长时间看电视等，这类儿童很容易产生肥胖
已经超重或肥胖的儿童	通过检测进行辅助性病因诊断，判别遗传因素在肥胖发生中的作用，从而采取更有针对性和前瞻性的干预措施。

▲ 儿童肥胖原因

卫生·保健加油站

管理肥胖儿过程中，各类人员有不同职责①。

保健人员职责：

随时接受上级卫生部门的检查与指导，督促全园肥胖儿干预工作顺利进行。

每月为肥胖儿、超重儿测量体重、身高一次，向家长公布结果。

为每一位肥胖儿建立档案，填写专用表格，发放家长问卷。

指导营养员调整膳食、科学分餐。

对体重控制不理想的幼儿，进行动态分析，评价指导。

定期向肥胖儿家长反馈孩子的干预效果，寻求干预对策，总结经验，更新家长的健康饮食观念和生活方式。

保教人员职责：

保教人员要了解儿童肥胖的危害，了解和积极执行园内干预方案。

了解本班肥胖儿各方面的情况和特点。

负责本班肥胖儿每天的进餐、活动、行为等方面的干预指导。

经常和家长保持联系，了解肥胖儿在家中情况。

① 选自：《用"网状管理模式"干预管理肥胖儿》，幼教博览，2014年02月。

每月做好肥胖儿饮食、行为、活动记录。

肥胖儿离园时,建议家长带孩子在居住的小区内进行户外活动 1 小时,节日期间叮嘱家长保持科学养育的做法。

注意不要伤害肥胖儿的自尊心。

营养员职责:

根据幼儿年龄合理分餐。

协助保健人员做好膳食调整。

二、缺铁性贫血

缺铁性贫血是由于体内的铁不能满足儿童生理需要,致使血红蛋白合成减少,产生缺铁性贫血。缺铁性贫血对儿童的生长发育、抗感染能力以及学习行为都有一定的影响。

(一) 病因

(1) 先天储铁不足。早产儿、双胞胎或多胞胎容易出现。

(2) 饮食中铁的摄入量不足。幼儿多因偏食、挑食,使铁的摄入量不足。

(3) 生长发育过快。幼儿成长迅速,血容量增加很快。生长发育越快,铁的需求量越大,越容易缺铁。

(4) 吸收不良或慢性疾病。慢性胃肠道疾病,会影响铁的吸收。长期少量失血,造成铁的流失。如溃疡病、钩虫病、鼻出血等。

(二) 预防措施

(1) 注意营养均衡,多吃含铁丰富的食物。

(2) 纠正幼儿偏食挑食的习惯。

(3) 及时治疗各种感染性及慢性失血性疾病。有钩虫病时,需要及时驱虫。

(三) 护理

1. 饮食护理

幼儿园为缺铁性贫血的幼儿制定特殊食谱,饮食上进行护理。教师和保育员关注幼儿饮食,帮助其养成良好的饮食习惯。吃饭时做到细嚼慢咽,少盛多添,不偏食、不挑食。

2. 运动护理

关注幼儿运动情况,适当户外运动,增强体质,减少感冒。

三、营养不良

营养不良是一种慢性营养缺乏病。长期营养不良可使儿童体重下降,生长停滞,各组织器官功能紊乱，易合并感染，严重危害儿童健康。营养不良可分为中度和重度。

（一）病因

（1）喂养不当。由于饮食安排不合理，如数量不足，品种单调或质量不高，从而不能满足儿童的生长发育需要。

（2）疾病影响。

（3）未养成良好的饮食习惯。饮食时间不规律，过多吃零食，偏食、挑食等。

（二）预防

（1）调整饮食保证营养。根据儿童的年龄和饮食特点进行有针对性的调整，保证供给儿童足够的热量和蛋白质。

（2）培养良好的生活习惯。合理安排生活制度，加强户外活动，以增加食欲。按时定量进餐，并注意纠正偏食、挑食的不良饮食习惯。

（3）积极治疗原发疾病。及时治疗消化道疾病和各种慢性疾病，矫治先天性畸形。

（4）定期体格检查。根据儿童年龄按要求进行定期的体格检查，以便早期发现体重不增等产生营养不良的潜在危险因素。

（三）护理

将班级中营养不良的幼儿列入体弱儿护理范畴（具体见前文对体弱儿护理的内容）。

（1）保证幼儿充足的睡眠。

（2）为幼儿准备适当的户外活动，活动量适中，及时擦汗及增减衣服。

（3）保证幼儿按时定量进餐，纠正幼儿偏食、挑食等不良饮食习惯。

四、维生素 D 缺乏性佝偻症

维生素 D 缺乏性佝偻症是一种小儿常见病，因体内维生素 D 不足引起全身性钙、磷代谢失常以致钙盐不能正常沉着在骨骼的生长部分，最终发生骨骼畸形。佝偻病虽然很少直接危及生命，但因发病缓慢，易被忽视，一旦发生明显症状时，机体的抵抗力低下，易并发肺炎、腹泻、贫血等其他疾病。

（一）病因

1. 日光照射不足或维生素 D 摄入量不足

维生素 D 缺乏是本病发病的主要原因。日光中的紫外线照射可以使皮肤产生内源性维生素 D。但冬春季节紫外线较弱，故佝偻病好发。同时，维生素 D 摄入量不足更易发病。

2. 生长过速

生长过快的幼儿易患佝偻病。早产儿、低体重儿体内钙磷储备不足或比例不适宜，亦可导致佝偻病。

3. 疾病因素

慢性呼吸道感染、肠道疾病、肝胆疾病等均影响维生素 D 及钙磷的代谢。

（二）预防

（1）加强日晒。经常参加户外活动，多接触阳光，即使冬季也要注意户外活动。

（2）合理喂养。及时添加含钙及维生素 D 丰富的食物。

（3）定期体检，药物预防。

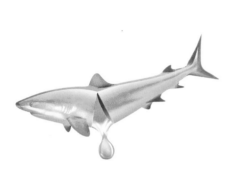

▲ 鱼肝油富含维生素 D

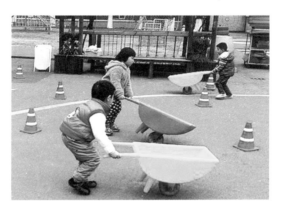

▲ 多参加户外运动，增加光照

（三）护理

在幼儿园中，我们可以从以下方面进行护理。

（1）保健老师设计适合该类幼儿的食谱。将这类幼儿列入体弱儿中，在幼儿食物中添加含钙及维生素丰富的食物。

（2）保证幼儿户外活动时间。日托幼儿每天户外活动时间不少于 2 小时，寄宿制幼儿园不得少于 3 小时。但夏冬两季户外活动时间要考虑到温度等因素，夏季户外活动时间尽量安排在早 9 点前，下午 4 点后，避免阳光直射，适当注意减少幼儿活动量。冬季户外活动可安排在 9 点以后和 4 点以前，适当增加幼儿活动量。

（3）其他注意事项。避免让幼儿过久地坐、站或走，以防发生骨骼畸形。

小试身手

幼儿健康体检中发现，霖霖患有维生素 D 缺乏性佝偻病，作为班级保教人员，你应该怎么对他进行护理？

五、 上呼吸道感染

上呼吸道感染简称上感，是由细菌或病毒感染引起的，波及上呼吸道全部或部分的炎症。幼儿因免疫力低下，发生率高于成人，尤其体弱儿常反复发生。

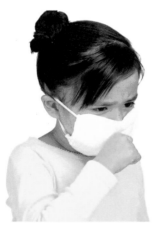

▲ 上感是幼儿常见病之一

（一） 病因

气候突变，幼儿受凉、受热；空气污浊、过于疲倦、贪食油腻厚味等，都可使抵抗力下降，诱发该病。

（二） 预防

（1）注意均衡营养。多为幼儿提供天然食品，多食蔬菜、水果、五谷类食物。

（2）多参加户外运动。

（3）平时注意保暖。

（三） 护理

（1）班级有幼儿患上感后，保育员和教师要注意增加教室、午睡室开窗通风的次数，保育员做好各类物品的消毒工作，避免幼儿之间交叉感染。

（2）为幼儿提供病号餐，提醒幼儿多喝水，多休息。饮食不宜过饱，以免消化不良，引起抵抗力下降。

（3）加强体育锻炼，增强班级幼儿体质。在户外活动中，要根据季节，提醒幼儿增减衣服，及时提醒或帮助幼儿擦汗。剧烈活动不要求患儿参加。

（4）一日活动中重点关注患病儿童，如出现发热且体温高于 38℃时，可联系家长，及时就医。

小试身手

你知道吃哪些食物可以增加抵抗力吗？

六、 腹泻

腹泻是幼儿的常见病，也是许多其他疾病的并发症。严重时，由于机体大量脱水，可能有生命危险。

（一） 病因

（1）细菌、病毒感染可引起腹泻。

（2）腹部受凉，吃冷食冷饮也可引起腹泻。

（二） 预防

（1）合理喂养。食物量应适中，注意食物比例搭配，避免过

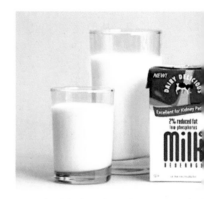

▲ 有时空腹喝牛奶也可能引起腹泻

量油腻和冷饮的摄入。

（2）细心照料，避免幼儿腹部受凉。

（3）发现腹泻儿童，及时隔离和消毒。

（4）肺炎患儿要及时治疗。

（三）护理

（1）幼儿在幼儿园发生腹泻，保育员观察幼儿大便情况，同时隔离幼儿。将幼儿情况反映到保健室，并联系家长。对班级物品进行及时消毒。

（2）日常生活中，注意幼儿腹部保暖。天气寒冷季节，幼儿如厕后帮助或检查幼儿包裤子情况。避免着凉引起腹泻。

（3）保育员要做好日常班级清洁卫生和消毒工作。

（4）不给幼儿提供除幼儿园正餐之外任何零食和水果。

（5）幼儿因各种原因还可能在腹泻前才有腹痛症状，当保育员无法判断幼儿腹痛原因时，应第一时间将幼儿带到保健室，请保健老师询问判断。

七、弱视

弱视是指视力达不到正常，但查不出影响视力的明显病变，眼光配镜得不到矫正者，称为弱视。

（一）病因

弱视的原因可能是先天性弱视、斜视性弱视、屈光参差性弱视或者视觉剥夺性弱视。

（二）预防

（1）定期检查幼儿视力。

（2）养成幼儿良好的用眼习惯，减少使用电子设备的时间。

（3）一旦发现弱视，及时矫正，佩戴矫正眼镜。

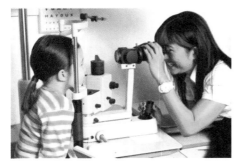

▲ 发现弱视及时矫正

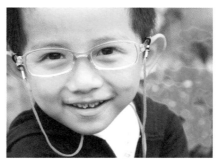

▲ 戴矫正眼镜

（三）护理

幼儿在园期间，教师和保育员要做好幼儿的护理工作，尤其是安全工作。

（1）户外运动时，提醒幼儿注意安全，跑、跳、钻、爬等活动中，不要碰触幼儿佩戴的矫正眼镜。

（2）幼儿园定期组织幼儿检查视力，发现问题及时和家长联系，做好家园联系工作。

（3）一日活动中，提醒幼儿眼睛休息，做到劳逸结合。

（4）提醒班级幼儿关心弱视幼儿，不嘲笑带矫正眼镜的幼儿，不抢弱视幼儿的眼镜。

综合任务

1. 小班幼儿菲菲今年 3 岁，身高 100 cm，体重 22 公斤，经儿童医院体检评价为肥胖儿。菲菲不仅肥胖，体质也不好，稍微运动就会出汗，经常生病，并需要打吊瓶。胃也不好，偶尔会发生呕吐现象。

经家园交流发现，父母对其宠爱有加，气候稍有变化就让她不去幼儿园，在家休息。爷爷奶奶认为孩子体质弱，中午会接孩子回家午睡，经常担心菲菲没有吃饱而在路上买零食给孩子，甚至会吃路边摊尤其是油炸食品。

作为班级保教人员，请你完成以下问题：

（1）请运用学习过的知识分析菲菲的身体状况。

（2）分析当前菲菲身体状况的形成原因。

（3）作为保教人员，我们可以采用哪些方法促进菲菲健康成长？

（4）尝试与特殊幼儿家长交流。

2. 入园晨检时，晨晨告诉保健老师，她的嘴巴里面痛，保健老师仔细检查了一遍，发现咽喉有些红，保健老师让她多喝水。下午点心时间，晨晨连最喜欢的春卷都没吃，带班老师对她进行了仔细询问和检查。带班老师发现晨晨口腔咽喉部有三个溃疡，而且溃疡面很大，口腔其他部分则没有。额头有些热，身上皮肤、手部、脚部没有疹子。请回答以下问题：

（1）根据患儿症状，判断晨晨患了哪种传染病？

（2）该传染病该如何预防？

（3）如果你是带班老师，该如何处理这一状况？

模块十 幼儿特殊行为问题及护理

学习目标

知道幼儿特殊行为问题的原因,了解简单的应对方法。掌握幼儿园常见幼儿特殊行为相关知识,并掌握相关的护理方法。

学习背景

世界卫生组织(WHO)关于健康的定义是指身体、心理和社会适应的健全状态,而不仅仅是没有疾病或虚弱的现象。幼儿心理健康的标准为:良好的社会适应能力、健全的个性、情感和情绪稳定协调、智力正常、行为协调、适度的反应能力、心理特点符合年龄特点、良好的自我意识、注意力集中、完好的感知能力。

儿童问题行为通常指在严重程度和持续时间上都超过了相应年龄所允许的正常范围的异常行为,幼儿期较为明显,这些行为问题会影响其身心健康和智力发育。幼儿处于与环境不适应和学习困难的境地,在成年后容易诱发心理疾病。因此,需要保教工作人员及家长共同合作,纠正幼儿特殊行为,养成良好的行为习惯。

探索一 幼儿行为问题原因及应对

已经实习了很长时间,佳佳和幼儿园其他同事也较为熟悉了,大家经常会聊到班级的学生,佳佳发现,每个班级都有让保教人员头疼的孩子:"那个孩子真任性"、"他要是请假了真是谢天谢地了"、"真不知道她爸爸妈妈在家怎么教育的"、"只要他来幼儿园,我就要提心吊胆一整天"……佳佳也很苦恼,班级有这类孩子的话该怎么办呢?

在任何学前教育机构,幼儿都会表现出各种行为,通过心理学的学习,我们知道,幼儿作为个体,有独特的应对周围世界的方式。其中,有些幼儿的行为是适宜的,成人和同伴会对这些行为做出肯定或赞赏,这种行为得以发展。有些行为是问题行为,如打人、爱哭、任性等，这些行为虽然很平常，但对幼儿的未来发展可能有举足轻重的影响，保教人员应认真关注。

一、幼儿行为问题的原因

幼儿的问题行为出现原因较为复杂，有些是某个年龄段特有的现象，有些是幼儿渴望关注而引起的，有些是幼儿所不能控制的因素引起。保教人员应该思考这些因素，正确创设良好的环境因素，关注不能改变的环境因素，以促进幼儿良好习惯的养成。

（一）保教人员能直接影响的因素

幼儿问题行为有些是由环境因素所致，幼儿园保教人员应为幼儿创设适合其发展的环境。

1. 环境因素

空间环境对幼儿非常重要，能引发或消除幼儿某种行为。例如，教室空间过大且缺少规划或没有隔断，幼儿易奔跑引发意外。

班级常规的养成对幼儿行为发展同样重要。如上下楼梯时不能打闹推搡，洗手、如厕和喝水时要排队，游戏时要遵守规则等。幼儿常规习惯养成较好，可以避免意外伤害和攻击性行为的发生。

保教人员要为幼儿提供合理的活动和游戏材料。游戏材料充足，才能避免幼儿因材料不足而发生冲突。材料提供应符合幼儿年龄特点，体现层次性，保证幼儿不因材料难度而发生无所事事的情况。

2. 保教人员自身素质

保教人员应具备较完整的知识体系，掌握幼儿发展的年龄特点、心理需要和行为表现，了解班级幼儿的发展水平，并提出符合幼儿当下的发展能力和水平的护理意见，为幼儿安排合理的活动。

幼儿的发展具有一般性，但每位幼儿都是独立的个体，在发展过程中会呈现出独特性，保教人员应对本班级特殊幼儿做到心中有数，特殊护理。保教人员可以对特殊幼儿个案分析，掌握某类幼儿的行为表现及纠正方法，积累相关经验。

幼儿个案追踪分析表

姓名		年龄		其他说明	
问题行为表现					
个案追踪记录及分析(每周一次)					
时间	幼儿行为表现		幼儿行为分析	相应措施	效果

3. 幼儿一日活动时间管理

幼儿一日活动作息安排会对幼儿行为产生影响。上海市幼儿园将幼儿一日活动分为游戏、运动、学习、生活四大板块,考虑动静结合交替,满足幼儿活动和休息的需要。保教人员应考虑幼儿年龄特点、气候情况等因素,安排幼儿活动时间。一日活动作息安排有助于幼儿良好习惯的养成,当良好习惯养成后,幼儿会有安全感,减少行为问题的出现。如果当天活动时间发生变化,要及时通知幼儿,给幼儿适应时间。

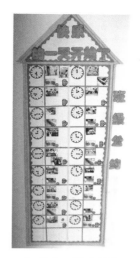

▲ 幼儿一日生活表

(二) 保教人员不能直接影响的因素

1. 生理问题

母体在怀孕过程中或幼儿出生后由于各种原因导致脑部神经系统受损,某些问题行为出现的概率相对较高。

先天气质类型也对幼儿行为问题有影响,对同样事件,幼儿会因本身气质而呈现不同的处理方式。

出现健康问题时,幼儿行为同样会受到影响。幼儿因无法用语言向教师明确表达自己的感受,只有通过不适宜的行为表现出来,尤其是患有慢性疾病的幼儿。保教人员应敏锐关注幼儿健康状况,提高其对挫折的承受能力。

2. 家庭原因

幼儿从出生直到进入幼儿园,大部分时间是和家长一起度过,家庭教育对幼儿的影响较为深远。家长的教养方式和态度,亲子之间的关系,父母亲之间的关系,甚至家庭场所的改变,家庭成员的变化,都会对幼儿产生影响,引起幼儿行为的变化。

3. 社会环境原因

我国当前独生子女比例较高,且由于城市化进程发展,居住环境变化,人们更加注重隐私,也限制了幼儿的活动机会。因此,幼儿心理容易受到影响。同时,现代人生活节奏较快,父母由于工作原因和孩子之间的活动时间会受到影响,同样会影响到幼儿身心发展。

▲ 亲子关系对幼儿成长极为重要

二、 应对幼儿行为问题的通用策略

对幼儿行为问题的指导非常重要。保教人员的指导方法是否得当关系到班级活动是否能正常开展、幼儿能否健康发展等方面。对于幼儿行为问题，有通用的策略方法，而具体的指导将在下一节讲述。

（一）强化策略

积极的强化策略是应对幼儿行为问题的较好策略。保教人员在使用强化策略时要配合其他方法，如果幼儿表现出适宜行为并得到认可，该行为将得到保持。

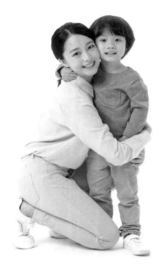

▲ 拥抱是亲昵，也是肯定

保教人员可以通过语言和肢体动作等对幼儿行为进行强化。保教人员运用语言时语气要真诚，此外，还可以通过眼神、动作、触摸或拥抱来表达对幼儿行为的肯定。

保教人员试图改变幼儿问题行为时，强化也是很重要的。当幼儿表现出问题行为时，保教人员不应重点关注它；当改变该行为时，保教人员应通过强化让幼儿明确哪些行为是可被接受的，哪些是不被接受的。

（二）忽视策略

当幼儿发生问题行为时，保教人员很难无视。但特定情况下，忽视策略非常有效。尤其幼儿为了引起保教人员注意而做出某行为时，忽视是一种有效的策略。但幼儿在伤害自己或他人时，忽视策略不再适合。同时，我们要适时使用强化适宜行为的策略代替忽视策略。

（三）独处策略

传统意义中的独处经常被认为是一种惩罚方式。其实，这是保教人员为幼儿提供了单独思考和平复的时间，幼儿可以重新控制自己，冷静下之后可以再次参与到幼儿的活动中。

个别幼儿在面对噪音或教室过多刺激时会产生问题行为，保教人员需要创设一个安静、刺激少的区域，满足幼儿放松的需要。

（四）其他策略

在行为问题出现前，保教人员应注意观察幼儿活动，建立个案观察记录表，了解幼儿表现及问题行为出现的方式，防范于未然。

小年龄段幼儿由于缺乏社会交往技巧，他们出现行为问题后，保教人员可以通过提供玩具或游戏材料，转移幼儿注意力，其后再教给他们一定的交往技巧。而年龄稍大的幼儿则不适合使用注意力转移方法。

幼儿对自己的行为有了认识和改正，取得进步，保教人员对其鼓励或在班级中创设相应的环境，如"班级光荣榜"或"我进步了"，这对某些幼儿或行为是看得见的强化。当幼儿未表现出适应行为时，教师不应使用该策略。

探索二　幼儿常见问题行为的护理

今天的空班时间,佳佳在看带班老师的资料。其中的幼儿个案追踪引起她的兴趣。她仔细阅读了幼儿的观察表现,教师的分析思考和指导策略,以及其后幼儿的表现与进步。陈老师告诉佳佳:幼儿园保教人员对幼儿行为问题的合理处理会促进幼儿的健康成长。

一、分离性焦虑障碍

分离性焦虑障碍是儿童期最为常见的情绪障碍之一,青春期前的发病率为 3.5%,女童的发病率接近为男童的两倍。在严重的情况下,儿童可能因为分离焦虑障碍而不能上学或参加户外活动。

幼儿刚入园时极易发生分离性焦虑。进入陌生环境后,在情感、行为、生活、交往等诸方面不适造成的。部分幼儿会出现哭闹现象,有的幼儿拒食、拒睡,有的幼儿出现尿床等情况。还有部分幼儿本身不哭,看到他人哭泣而勾起思念家人的情绪而苦恼。

除了暑期进行家访外,幼儿入园后,保教人员可以试试下面的护理方法。

(一)创设温馨和谐的环境

幼儿入园前,保教人员需要布置教室,创设温馨和谐的环境,让幼儿有在家的感觉,这样有利于幼儿初步适应幼儿园生活。同时可以提供丰富多样的玩具,引起幼儿兴趣,分散幼儿注意力,减轻分离焦虑。适当允许家长将幼儿喜欢的玩具清洗消毒后带到幼儿园,使幼儿获得心理上的安全感。

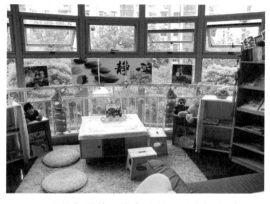

▲ 温馨和谐的环境有助幼儿适应新生活

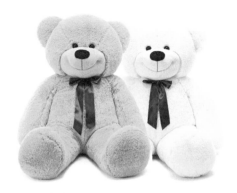

▲ 允许幼儿带自己心爱的玩具入园

（二）保教人员的关心和爱护

保教人员应该具备爱心、耐心和细心，用爱心关爱幼儿，以耐心对待幼儿，以细心关注幼儿。保教人员可以提前了解幼儿的生活习惯，并将幼儿情况调查以表格形式入档，允许幼儿保留一些原有习惯，为减轻幼儿焦虑性分离做好准备。此外，要关注和熟悉本班幼儿的表现和来园情绪，尤其关注分离焦虑症严重的幼儿，可采取微笑以及拥抱等肢体接触的方式，给予幼儿心理抚慰。

（三）采取合理的教育方式

给幼儿适应时间，可以带领幼儿熟悉幼儿园及班级环境，同时可以选择中大班幼儿游戏时间，让幼儿观看、欣赏他人示范，体会游戏乐趣，鼓励幼儿主动尝试，减轻分离性焦虑。当幼儿情绪好转或取得进步时，给予幼儿一定奖励，鼓励幼儿积极向上的情绪。

对于情况较为严重的分离性焦虑障碍，要立即停止幼儿入园，请儿童心理医生进行心理疏导。

小试身手

> 宝宝第一天入园，还没进教室就开始哭，在保教人员的帮助下，进入教室："我要妈妈。"妈妈刚走，她就找到一个老师，抱着老师的大腿不放，嘴里说："抱抱，抱抱。"老师走到哪她跟到哪。老师抱抱她，她就不哭，或者哭得小声了点。如果老师抱别的小朋友，她又会使劲地哭。她随身带了一个毛绒玩具，只要一说拿走她哭得更加厉害。
>
> 如果你是本班的保教人员，该如何处理这类行为？

二、咬指甲

咬指甲也称咬指甲症或咬指甲癖，是指反复咬指甲的行为。咬指甲一般是无意识行为，是口唇期的一种延续，是儿童期常见的一种不良习惯，多见于 3～6 岁儿童，男女均有此现象。多数儿童随着年龄增长咬指甲行为可自行消失。

儿童咬指甲一般与紧张和忧虑有关，经常发生在幼儿情绪紧张、焦虑不安时，如受到批评和训斥的时候。

针对儿童咬指甲的行为，保教人员可观察及记录要点：该幼儿什么时间咬指甲？咬指甲之前，该幼儿在做什么？什么情况下停止该行为？咬指甲行为持续多久？并适当做好记录。

日期	9:00	9:15	9:30	9:45	10:00	10:15	10:30	10:45	11:00

掌握以上情况后,保教人员可以采用以下护理方法。

(一) 培养幼儿养成良好的卫生习惯

对于有咬指甲习惯的幼儿,在治疗及改正过程中,要做好幼儿卫生检查工作,提醒幼儿勤剪指甲、勤洗手。

(二) 消除幼儿紧张情绪

保教人员要关注幼儿心理需要,多关爱幼儿,多和幼儿交流。纠正幼儿错误时,态度和蔼,语言动作轻柔,不应大声呵斥、恐吓,以免强化幼儿行为,使其更加紧张,症状更严重。

(三) 转移幼儿注意力

发现幼儿出现咬指甲行为时,可以鼓励幼儿游戏或安排一定的手工活动,让幼儿"忙碌"起来,使幼儿忘记这种不良行为。当幼儿成功克制住啃咬指甲行为时,应给予表扬和鼓励。

(四) 家园联系

除了在幼儿园纠正这一行为外,还应加强和家长之间的联系,请家长做好幼儿教育工作。家长除了可以采取以上行为外,保教人员可以为家长介绍相关的治疗方法。

此外,还需要了解幼儿状况,确保不是因为缺乏营养物质而引起此类行为。

三、 说谎

小试身手

阅读右图和下面所述相关案例,简单分析其中原因。

区域游戏结束后,佳佳发现有些区域材料没有收好,佳佳反复询问谁没有放好玩具,没有孩子承认。自由活动的时候,安安高兴地告诉佳佳:"老师,吃完午饭我妈妈来接我。"午睡的时候,佳佳让安安边玩边等,可是怎么也没等来。打电话一问,家里人从来没说过来早接的事。

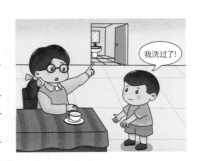

幼儿期经常会发生"说谎"现象。具体分析,有以下类型:分不清现实和想象,尤其对3岁左右低龄段的幼儿,经常将自己的愿望和想象当成现实,或者记忆发生错误,成人不了解,而认为"说谎";由认知误差造成的说谎,幼儿认为说谎是讨好成人的方式;为达到目的而有意识地说谎,比如为了得到赞赏或害怕被批评。

幼儿在园或者保教人员和家长交流时发现幼儿说谎现象,保教人员可以采取下面的护理方法。

（一）了解原因，确定对策

保教人员对幼儿的态度及对事件的处理会对幼儿的发展产生影响，因此，必须以客观的态度对待幼儿说谎问题。

如果幼儿是无意识说谎，保教人员可以表扬鼓励幼儿的想象力和创造力，但应帮助幼儿分清现实和想象，保教人员可以在一日活动中提醒幼儿观察和认识周围事物，并和家长交流沟通，家园合力共同帮助幼儿区分事实和想象。

对于有意识说谎，若是为了自我保护或者免于惩罚，在明确事实后，保教人员应引导幼儿认识到说谎是一种错误行为，并选择其他社交策略。对于幼儿为了满足愿望说谎，需要分析幼儿愿望是否合理，合理的适当满足，不合理的愿望或难以实现的愿望则要耐心解释，鼓励幼儿表达自己的真实想法。

（二）运用正面范例，鼓励诚实行为

在日常教育过程中，保教人员可以选择适合幼儿年龄特点的诚信故事，或者以游戏的形式贯穿一日活动中，运用榜样的力量，纠正幼儿说谎行为。

（三）家园联系，以身作则，共同教育

保教人员应和家长之间密切联系，及时了解幼儿在家、在园的情况，避免出现幼儿说谎行为，有利于幼儿诚实品格的形成。同时，教师和家长要言行一致，以身作则，做到言必信，行必果，让幼儿充分信任成人。

四、攻击性行为

佳佳小观察

今天佳佳独立带班，陈老师之前提醒她特别关注班级里的几个孩子。佳佳果然发现，斌斌总是和周围的小朋友发生矛盾，好多小朋友来佳佳这里告状，"老师，斌斌打我"、"老师，斌斌咬我"……面对着斌斌，佳佳很头疼，实在不知道该如何处理。

幼儿因需求得不到满足或自己权利受损时，会出现语言上侵犯和肢体上攻击性行为。如打人、骂人、咬人、抓人、踢人、大声叫喊，抢走别人东西，乱扔东西等行为。

部分幼儿因家长过度溺爱而在情绪冲动的情况下出现打人、咬人、踢人现象；有些幼儿因观察到他人的攻击行为而模仿习得；有些幼儿因受到不恰当的惩罚而攻击他人。

针对这种情况，保教人员应观察及记录行为要点：该幼儿什么时候出现攻击行为？什么引发了该行为？谁是受害者？出现攻击行为前后他有何种表现？

幼儿园发生幼儿攻击性行为，保教人员可以采用以下护理方法。

（1）合理安排一日活动，防范于未然。幼儿年纪小，发育不完善，易疲劳，一日活动安排时应考虑动静交替，长时间的兴奋和长时间的压抑都会引起幼儿情绪不稳而引发较多的攻击行为。

（2）幼儿发生攻击性行为时，保教人员要及时制止，并进行教育。在幼儿情绪激动时，不要强迫幼儿接受教育，而应转移其注意力，当情绪平复后，耐心加以引导，告诉幼儿做法的错误之处及正确做法。

（3）对于有攻击性行为倾向的幼儿，保教人员应在一日活动中考虑其位置安排。如睡眠活动中，安排在保教人员便于照顾的位置；学习活动中，应将其位置安排在保教人员旁边；游戏活动及运动活动中，应时刻关注这类幼儿，并要求他不要远离保教人员视线。

（4）在一日活动中，要指导有攻击性行为的幼儿如何与他人相处，有进步或改进应立即表扬。鼓励幼儿多参加活动，陶冶情操并分散注意力。提高幼儿语言表达能力，学会通过协商解决幼儿之间的相处问题。

（5）家园联系沟通。和家长交流沟通，取得家长配合，但要注意的是，不应在幼儿面前与家长交流沟通，以免强化幼儿此类行为。

五、爱哭

幼儿因年龄较小，对外界的反应首先通过感觉器官获取外界信息，经大脑加工后，做出反应。如果中枢神经过于敏感，将外界信息放大，幼儿情绪就会超出应有程度出现哭闹等行为。

幼儿哭的原因可能和孩子天生的性格有关，情绪消极的幼儿在碰到问题时，经常会出现哭等反应。有个别幼儿因表达能力弱而无法获得自己的需要时，容易哭。

班级中出现爱哭的幼儿，保教人员可以试试以下护理方法。

（1）幼儿刚入园，因初次离开家庭进入陌生环境，极易产生分离焦虑，保教人员可以多抱抱，多亲亲幼儿，让他们感受到爱和温暖，顺利适应幼儿园生活。

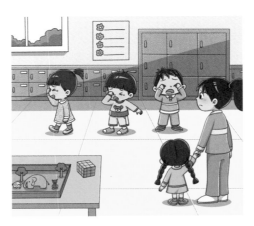

▲ 幼儿爱哭是常见现象

（2）观察幼儿哭的时间或原因。幼儿因缺乏交流技巧，在发生冲突时容易哭泣；幼儿因生理原因，如身体不适，却无法讲明时容易哭泣等。保教人员应提高洞察力，寻找问题原因，思考相应对策。

（3）幼儿哭泣时，首先想办法稳定幼儿情绪，或转移幼儿注意力，保教人员可以让幼儿完成他平时喜欢的任务，陪幼儿玩游戏等。对个别幼儿，可采用冷处理的方法。

六、口吃

口吃是指说话的节律异常与重复，因此说话不流利。大多数发生于学龄前期儿童，男孩多见。口吃发生率约为 $1\% \sim 2\%$。

幼儿在园发生口吃，除生理原因外，大部分由模仿或精神因素造成。幼儿喜模仿，常因看到口吃者表现滑稽可笑而学习；或者因为精神紧张会使幼儿产生口吃现象。

班级中出现口吃幼儿，保教人员可以试试以下护理方法。

（1）正确对待幼儿说话不流畅现象。幼儿发生口吃时，不批评、不强化、不提醒；教育班级幼儿不嘲笑、不学习这类现象。

（2）消除环境中引起幼儿紧张的因素，建立合理的生活规律及作息制度，运用正确的教育教养方法。

（3）家园合作，建立交流机制。家庭对于幼儿口吃现象的纠正有重要作用。在亲子相处过程中做到不嘲笑、不阻止、不催促，纠正幼儿口吃行为。

七、偷窃

佳佳小观察

佳佳在组织幼儿午睡，孩子们都在脱衣服准备上床。这时候，佳佳听到"啪"的一声，有东西掉在地上。佳佳找过去，原来是幼儿园的一块积木掉在地上。而床上的安安，抱着衣服呆呆地看着佳佳。原来安安将区域游戏时的玩具放在了自己的口袋里。

幼儿经常会发生"拿"别人东西的现象，这种行为与成年人的偷窃行为不同。幼儿尚未形成道德认知和判断，物权观念不成熟，经常认为喜欢的就是自己的。而这一时期如果未关注幼儿的行为和需要，未进行较好的引导，则会发展成为偷窃行为。

在幼儿园发现幼儿存在这种行为，保教人员可以采取下述办法。

（一）信任孩子

幼儿初次发生这一行为，保教人员应巧妙了解来龙去脉，跟幼儿讲清道理，明确物权概念,鼓励幼儿归还物品,并表扬肯定幼儿的做法。

（二）帮助幼儿形成物权概念

幼儿入园后,进入集体生活,幼儿开始形成自己的所有物概念,但却未形成他人的物权概念,保教人员可以通过游戏帮助幼儿形成这一概念。如通过"贴标签"游戏,将属于各自的物品贴上各自的名字,可以形成所有权的概念。

（三）鼓励幼儿正确行为

保教人员除了对幼儿不正确行为进行教育外,对于幼儿拾金不昧行为要及时鼓励表扬和奖励,帮助幼儿明辨是非。

（四）家园合作,共同纠正

这一行为一经发现,保教人员应及时和家长联系,并在幼儿不在场的情况下交流。交流时态度客观,简单描述事件过程,保教人员不应带入自己主观情绪。对于已形成顽固的偷窃习惯,可请心理医生干预。

八、任性幼儿的护理

幼儿在受到挫折后容易出现哭闹现象,表现为任性,幼儿期和学龄前期最为常见。幼儿大脑神经系统发育不完善,易兴奋难抑制;遭受挫折却无法正确表达;想做出决定却不知如何正确交流;家庭教育中的溺爱和纵容等都是造成幼儿任性的重要原因。

幼儿园发现幼儿任性并发脾气的现象,保教人员可以采取下述办法。

（一）转移幼儿注意力

此时,不要试图跟他讲道理,保教人员可以通过转移注意力的方式帮助幼儿稳定情绪,并离开现场,在幼儿情绪稳定的情况下了解原因,并进行教育。

（二）确定良好行为并强化

一日活动中,发现幼儿一旦存在此类苗头,可指定幼儿做某件事情进行替代,如果幼儿顺利完成,则给予表扬和鼓励。

（三）冷处理

对于个别特别任性的幼儿,且无理取闹,可以采取冷处理的方式。保教人员可以佯装离开现场,让幼儿明确其不合理的行为已经惹大人生气了,帮助幼儿快速冷静。事后再对其进行教育。

（四）满足合理要求

保教人员提出的合理要求一定要让幼儿做到,不能退让或改变,要求的改变即是对幼儿任性的肯

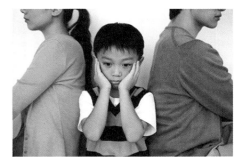

▲ 冷处理任性幼儿

定,幼儿会通过阅读成人行为,更加任性。

(五)·家园合作

在幼儿不在场的情况下,保教人员应加强和家长的交流联系合作,加强对幼儿的教育指导。保教人员及家长应合理安排幼儿活动时间,保证幼儿充足的睡眠时间。幼儿在睡眠不足的情况下,容易心情不好,发生任性行为。

九、 其他幼儿园常见问题

除了上述问题外,幼儿园还有几类常见幼儿问题。这类问题发生的原因各不相同。但却是保教人员应注意和了解的。只有知己知彼,才能管理好班级。

(一) 起哄的孩子

佳佳小观察

佳佳今天带幼儿睡午觉,躺下不到十分钟,安安举起小手:"老师,我想上厕所。"佳佳悄悄地示意安安自己去。安安还没走到厕所,又有几个小朋友要去厕所。刚安静的午睡室又嘈杂起来。佳佳很苦恼:入睡前,已经提醒他们如厕了,为什么现在又有这么多孩子想上厕所?

幼儿喜欢模仿,但是缺乏辨别是非的能力,只要他们觉得有趣的事或者和大家不一样的事,他们喜欢模仿和起哄。这些事情在幼儿眼中是非常有意思的事。保教人员可以根据事情的轻重来确定对幼儿起哄行为的态度,如果事情不是很重要,可以允许幼儿小小的起哄。

幼儿对于不同的保教人员有不同的态度。老教师带时,幼儿很少起哄,因为她们一般有一套成型的常规要求;而新入职的保教人员,由于缺乏工作经验,在带班过程中会存在各种不足,幼儿有钻空子的机会就会乱起哄。

(二) 爱告状的孩子

佳佳小观察

晶晶是个爱告状的孩子。"老师,霖霖刚刚洗手没擦肥皂。""老师,怡怡和妞妞在吵架。""老师,牛牛把阳阳的房子推倒了。"而且经常不等佳佳有所反应就离开了……面对这样子爱告状的孩子,佳佳感到很无力。

随着年龄的增长,幼儿规则意识逐步提高,当他们发现有些孩子行为不符合教师要求时,会反映给老师,同时表现自己。保教人员应认真倾听,理解和尊重幼儿的"告状"行为,不随意批评和判断,更不能将此类行为定为"多管闲事"。

其次,教给幼儿处理矛盾的方式。幼儿告状时,应鼓励其自己解决问题,对于爱告状的幼儿,教会他们多看别人的优点,而不是只看到他人的缺点等。

(三)"人来疯"的孩子

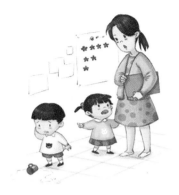

▲ 孩子爱"告状"怎么办?

佳佳小观察

离园活动时,幼儿都在安静地活动和等待。平平平时是个乖巧的孩子,然而一到离园活动时,他就会兴奋,尤其他的家人来的时候,他的表现更加离谱,在教室里面跑跳不停。平平的妈妈经常会很生气地吼他,这时候他就会跑到妈妈跟前,匆匆和老师打招呼然后离开。

佳佳很奇怪,她甚至怀疑平平是不是有问题。

幼儿出现"人来疯"现象的原因有很多,类型也各不相同。保教人员应根据幼儿在家和在幼儿园的反应,对不同的幼儿采用不同的策略。

有些幼儿在保教人员面前乖巧懂事,但见了家长后却表现不同。他们可能是想赢得保教人员的喜爱和注意,表现得乖巧懂事,离园见家长时情绪处于释放状态,因此表现出"人来疯"行为。对于这类幼儿,保教人员应在平时多关注幼儿并给予幼儿自由活动时间。

有些幼儿情绪较易激动,而且一旦兴奋就难以控制。保教人员应注重对这类幼儿的常规培养,并提前提出要求,幼儿做到及时表扬。

综合任务

1. 小二班淘淘,由外公外婆带大。刚开始不愿来园,教师满足他一些条件后,才允许爸爸妈妈离开。在班级里,他经常无缘无故地欺负小朋友,损坏他人作品,有小朋友对他的行为表示抗议后,他就会大叫大嚷,大哭大闹,且不听教师的安抚或问话。作为班级保教人员,你应该如何做好观察及行为纠正?

2. 今天早上晨间接待的时候,安安的妈妈把老师拉到旁边,问:"昨天接安安回家后,我发现安安的裤子口袋里面鼓鼓的,拿出来一看是个魔方。这是你们幼儿园发的吗?"老师都说没有发过玩具,安安的妈妈立刻气得脸色发红:"我就知道是他偷的。这孩子怎么这样?"面对愤怒的家长,你该如何处理?

参考文献

［1］周爱京.用"网状管理模式"干预管理肥胖儿［J］.幼教博览，2014(2).

［2］上海市中小学(幼儿园)课程教材改革委员会办公室.幼儿园教师成长手册［M］.上海:华东师范大学出版社,2009.

［3］朱家雄,张亚军.给幼儿教师的建议［M］.上海:华东师范大学出版社,2010.

［4］张春炬.幼儿园一日活动指导［M］.保定:河北大学出版社,2012.

［5］庞建萍,柳倩.学前儿童健康教育［M］.上海:华东师范大学出版社,2008.

［6］闫传学,于忠惠.幼儿习惯养成教师指导手册［M］.北京:北京师范大学出版社,2010.

［7］邵乃济,邱晓云.播种"健康":上海市实验幼儿园"健康教育"课程(领导篇)［M］.上海:上海教育出版社,2012.

［8］TANAKA Y.儿童行为问题实例解析与对策集［M］.北京:中国青年出版社,2010.

［9］埃萨.幼儿问题行为的识别与应对(教师篇)［M］.王玲艳,张凤,刘昊,译.北京:中国轻工业出版社,2011.

［10］申桂红.幼儿自我保护教育的实践探索［M］.北京:北京师范大学出版社,2009.

［11］尹学兵,李艳华.儿童健康问题［M］.上海:上海远东出版社,2009.

［12］左明雪.人体解剖生理学［M］.北京:高等教育出版社,2009.

［13］王来圣.学前卫生学［M］.北京:科学出版社,2007.

［14］张兰香,潘秀萍.学前儿童卫生与保健［M］.北京:北京师范大学出版社,2011.

［15］麦少美,高秀欣.学前卫生学［M］.上海:复旦大学出版社,2009.

［16］人力资源和社会保障部教材办公室,上海市职业培训研究发展中心.保育员(中级)［M］.北京:中国劳动社会保障出版社,2009.

［17］朱家雄,汪乃铭,戈柔.学前儿童卫生学［M］.2版.上海:华东师范大学出版社,2006.